Mayada JEMAA
Sabrine TOUAITI

Fitoterapia na prática endodôntica

Mayada JEMAA
Sabrine TOUAITI

Fitoterapia na prática endodôntica

ScienciaScripts

Imprint
Any brand names and product names mentioned in this book are subject to trademark, brand or patent protection and are trademarks or registered trademarks of their respective holders. The use of brand names, product names, common names, trade names, product descriptions etc. even without a particular marking in this work is in no way to be construed to mean that such names may be regarded as unrestricted in respect of trademark and brand protection legislation and could thus be used by anyone.

Cover image: www.ingimage.com

This book is a translation from the original published under ISBN 978-620-6-71299-2.

Publisher:
Sciencia Scripts
is a trademark of
Dodo Books Indian Ocean Ltd. and OmniScriptum S.R.L publishing group

120 High Road, East Finchley, London, N2 9ED, United Kingdom
Str. Armeneasca 28/1, office 1, Chisinau MD-2012, Republic of Moldova, Europe
Printed at: see last page
ISBN: 978-620-8-26629-5

ÍNDICE

INTRODUÇÃO

A fitoterapia é o estudo da utilização de extractos de origem natural como medicamentos ou agentes benéficos para a saúde[70]. [Durante muitos anos, os produtos à base de plantas foram utilizados em práticas médicas e dentárias, tendo-se tornado ainda mais populares hoje em dia devido à sua elevada atividade antimicrobiana, biocompatibilidade e efeitos. secundários menores. As ervas têm propriedades medicinais e físico-químicas interessantes devido à presença de vários princípios activos, como alcalóides, óleos essenciais voláteis, glicosídeos, resinas, oleorresinas, esteróides, taninos, terpenos e fenóis[99]. 99] A fitoterapia tem sido utilizada no tratamento de doenças orais e dentárias pelas suas propriedades anti-inflamatórias, antibacterianas, antifúngicas, analgésicas e ansiolíticas, e tem sido explorada particularmente na endodontia para desenvolver produtos médicos alternativos seguros, eficazes e económicos[133]. [133] O objetivo do tratamento dos canais radiculares é conseguir a desinfeção máxima dos canais radiculares. A redução bacteriana é conseguida, em parte, através da modelação dos canais, mas principalmente através da irrigação e da medicação intra-canal. A esterilização completa do endodontium não é fácil devido à anatomia extremamente complexa e à persistência de bactérias resistentes nos túbulos dentinários. De facto, microrganismos facultativos como o Enterococcus Faecalis, aeróbios como o Staphylococcus Aureus e leveduras como a Candida Albicans são considerados as espécies mais resistentes. e as possíveis causas de insucesso do tratamento endodôntico em determinadas situações clínicas. Alguns produtos endodônticos convencionais podem apresentar efeitos indesejáveis, como toxicidade tecidual, potencial alérgico e resistência microbiana[33]. [Consequentemente, os investigadores estão cada vez mais interessados em produtos fitofarmacêuticos com diferentes aplicações potenciais em endodontia. De facto, as alternativas à base de plantas podem ser utilizadas como materiais de capeamento da polpa ou de pulpotomia, irrigantes dos canais radiculares, medicamentos intracanais, meios de conservação para dentes permanentes avulsionados na sequência de traumatismos e também como materiais de selagem durante a obturação dos canais radiculares ou no retratamento endodôntico. Além disso, são promissoras as pesquisas que avaliam o uso da fitoterapia na regeneração óssea e endodôntica. O objetivo do nosso trabalho é explorar a utilização da fitoterapia em endodontia, centrando-se em três áreas principais:

- Definição e contexto histórico da fitoterapia.

- Aplicações clínicas da fitoterapia em endodontia.

- Efeitos indesejáveis e interações medicamentosas.

NOÇÕES GERAIS DE FITOTERAPIA

1. Definição

A fitoterapia, do grego phyton, "planta" e therapeia, "tratamento", é uma modalidade de tratamento que utiliza plantas ou produtos que as contêm.

De acordo com a Organização Mundial de Saúde (OMS), a fitoterapia é definida como um material ou preparação derivado de plantas que contém ingredientes em bruto ou transformados de uma ou mais plantas com valores terapêuticos.

As preparações à base de plantas são derivadas de uma variedade de fontes, incluindo raízes, sementes, folhas, caules e flores.

Atualmente, utilizamos o termo "fitoterapia" para nos referirmos ao tratamento com plantas. No entanto, parece haver uma distinção entre dois conceitos:

- **Fitoterapia moderna**: baseada em conhecimentos científicos e bioquímicos, tem como principal objetivo aliviar os sintomas utilizando princípios activos identificados nas plantas medicinais e clinicamente testados. Os produtos utilizados são frequentemente extractos de plantas apresentados sob a forma de especialidades farmacêuticas.

- **Fitoterapia "tradicional"**: baseia-se em práticas empíricas e ancestrais, utilizando os efeitos de toda a planta para atuar no organismo como um todo. [78]

2. História

A história da fitoterapia remonta às origens da humanidade. Desde há muito tempo que as pessoas colhem plantas não só para se alimentarem, mas também para aliviarem os seus males.

❖ Os primeiros vestígios da utilização de plantas medicinais :

O documento mais antigo que testemunha a utilização de plantas na medicina é a farmacopeia suméria de Nippur, datada de 2200 a.C. Trata-se de uma coleção de plantas medicinais e de remédios do mundo animal e mineral, gravada numa tabuleta de argila escrita pelos Sumérios em caracteres cuneiformes. [42]

Outras provas da utilização antiga de plantas medicinais vêm do Egito. O Papiro de Ebers, escrito em Tebas em 1600 a.C., é a primeira coleção conhecida dedicada às plantas medicinais. Com 110 páginas, é de longe o mais volumoso do antigo Egito, citando mais de 700 nomes de drogas, incluindo sedativos como o ópio, o cânhamo indiano e a mandrágora, e purgativos como o senna e o óleo de rícino [42]. [42]

A Índia é o maior produtor mundial de ervas medicinais, sendo conhecida como o "Jardim Botânico do Mundo" [70].

Na Índia, foram registadas cerca de 20.000 espécies de plantas medicinais. No entanto, mais de 500 comunidades tradicionais utilizam cerca de 800 espécies de plantas para tratar várias doenças. A este respeito, a Índia ocupa uma posição única no mundo, onde existe uma série de sistemas de medicina indígenas reconhecidos, nomeadamente Ayurveda, Siddha, Unani, Homeopatia, Ioga e Naturopatia. [70]A Ayurveda, ou "Medicina Ayurvédica", é considerada a medicina holística mais antiga do mundo. Tem em conta a pessoa no seu todo (corpo e mente). Pensa-se que a tradição ayurvédica remonta a mais de 5 000 anos.

Existem cerca de 1250 plantas medicinais indianas que são utilizadas na formulação de medidas benéficas, consoante o grupo Ayurvédico ou outro grupo étnico. [70]

❖ As plantas na Antiguidade :

Foi na Grécia, por volta de 400 a.C., que a medicina ocidental nasceu efetivamente sob o impulso de Hipócrates[42]. [42] Atribuímos-lhe a redação de todos os documentos do Corpus Hippocraticum, e mesmo que pareça que Hipócrates não foi o autor de todos estes documentos (tendo em conta a disparidade do seu conteúdo), não deixa de ser um testemunho importante das práticas e dos conhecimentos da arte de curar naquela época. [78]

Esta obra introduziu também a teoria dos quatro humores (teoria segundo a qual a saúde depende do equilíbrio entre os quatro humores presentes no corpo: sangue, bílis, hipófise e atrabile) e a noção de Naturamedicatrix, que se resume no facto de os recursos para a cura se encontrarem na natureza e de o médico apenas estar lá para ajudar o corpo a restabelecer o seu equilíbrio natural.

Os remédios são utilizados de acordo com a terapêutica dos opostos, sempre com o objetivo de restabelecer este equilíbrio (por exemplo, os colagogos são utilizados para eliminar um excesso de bílis). [78]

Nos séculos seguintes, o Império Grego assistiu ao desenvolvimento da ciência em muitos domínios, incluindo a medicina e a botânica. Aristóteles, o famoso cientista e filósofo, interessou-se pela anatomia e pela fisiologia. O seu discípulo, Teofrasto, é considerado o maior botânico da Antiguidade. As suas obras, como "Historia Plantarum" e "De Causis Plantarum", permitiram compreender melhor as propriedades medicinais das plantas e classificá-las de acordo com as suas caraterísticas[78].

Os romanos também utilizavam muitas plantas. Encontram-se referências a elas no De Materia Medica de Dioscórides, um catálogo de plantas medicinais. Este tratado, que enumera todos os medicamentos conhecidos do mundo antigo, valeu ao seu autor a reputação de ser o pai da farmacognosia1 [42].

A segunda grande figura médica foi Gálio (finais do século II), cujas influências foram em grande parte hipocráticas, uma vez que retomou a teoria dos quatro humores e tornou-a mais complexa, bem como a noção de terapêutica dos opostos.

No século II, escreveu a obra "La composition des médicaments", que descreve e fabrica mais de 400 medicamentos à base de plantas. É a ele que se deve o termo "Galénica", a parte da farmácia que se ocupa da modelação dos produtos farmacêuticos. [78]

❖ **A Idade Média :**

A Idade Média marcou a idade de ouro da fitoterapia árabe. No decurso das suas numerosas invasões, os árabes acrescentaram ao seu próprio conhecimento o património terapêutico das civilizações grega, latina, assíria, hebraica e persa. Ibn Sina, conhecido em latim como Avicena, foi o maior médico e filósofo do seu tempo, no século XI. A sua obra enciclopédica sobre a medicina medieval, o Kitâb al-Qânoun fi al-Tibb (Cânone da Medicina), descreve, entre outras coisas, as propriedades e as utilizações de mais de 800 plantas medicinais[78]. [78]

As inovações tecnológicas permitiram o aperfeiçoamento das técnicas de destilação e o aparecimento de novas formas farmacêuticas, como, por exemplo, a descoberta do açúcar de cana, utilizado para o fabrico de xaropes. A individualização da profissão farmacêutica começou com o aparecimento da Sayadila. De facto, esta profissão teve origem em Bagdade e estava sujeita a regras estritas definidas nos Grabadins (no mundo árabe, esta palavra designa um conjunto de textos que regem as preparações farmacêuticas, cujo equivalente moderno é a farmacopeia). Na Europa, todos os locais de culto tinham um jardim botânico onde eram cultivadas as principais plantas medicinais, conhecidas na altura como "simples". Algumas figuras destacam-se pelas suas contribuições literárias, como Hildegarde de Bingen (1098-1179), autora de várias obras sobre as propriedades das plantas medicinais. No resto do mundo, foram fundadas as primeiras escolas de medicina e as grandes civilizações desenvolveram as suas próprias tradições fitoterapêuticas (chinesa, maia, inca, asteca, etc.).

Foi também durante este período que se desenvolveu o comércio entre a Europa, o Médio Oriente, a Índia e a Ásia, o que ampliou as descobertas e facilitou a troca de plantas entre países. [42]

❖ **O Renascimento: a idade de ouro das plantas**

As grandes expedições do final do século XV, em especial a descoberta das Américas e do caminho marítimo para a Índia, conduziram a novos avanços, à medida que as drogas exóticas e as especiarias de continentes distantes convergiam para a Europa[42]. [42] Os espanhóis introduziram no velho continente a cinchona, a lúcia-lima, o tabaco, a salsaparrilha e muitas outras plantas de uso alimentar e medicinal.

Um século mais tarde, Paracelso revolucionou o pequeno mundo dos herboristas. Este alquimista, astrólogo e médico suíço, a quem se deve a famosa fórmula
"Tudo é veneno, nada é veneno, é a dose que faz o veneno", foi considerado um precursor da Toxicologia Moderna. [87]

Foi o primeiro a definir os fundamentos da "Teoria da Assinatura": segundo esta teoria, a semelhança entre a cor, a morfologia e a biologia de muitas plantas e partes do corpo humano não se deve ao acaso. [87]

❖ **Farmacopeia dos tempos modernos :**

Na Europa, as plantas constituíram a base da farmacopeia até ao final do século XIX e ao advento da química moderna. Os conhecimentos sobre os componentes activos das plantas e as suas propriedades terapêuticas aumentavam rapidamente e numerosos princípios activos de

origem vegetal tinham sido isolados: a morfina foi isolada da papoila do ópio por Friedrich Wilhelm Sertürner (farmacêutico alemão) em 1804, a quinina da casca de cinchona em 1820 e os alcalóides (moléculas azotadas de origem essencialmente vegetal) da cravagem do centeio em 1875[42]. [42] Em 1838, o ácido salicílico, precursor químico da aspirina (ácido acetilsalicílico), foi extraído do salgueiro branco. Foi sintetizado em laboratório pela primeira vez em 1860. Desde então, a fitoterapia e os medicamentos de síntese seguiram caminhos diferentes. A aspirina foi criada na Alemanha em 1899 a partir do meadowsweet. Pela primeira vez, a química melhorou um composto natural para aumentar a sua eficácia. [87]
Na segunda metade do século XIX, este processo desenvolveu-se e nasceu a química farmacêutica. [Durante milhares de anos, a fitoterapia foi a principal fonte de remédios para muitas doenças.

No século XIX, com a descoberta de novos medicamentos considerados milagrosos (como os antibióticos), a fitoterapia foi relegada para segundo plano, como "remédios da avó" de virtudes incertas. Mas esta relegação durou pouco tempo. Os efeitos secundários nefastos de alguns medicamentos sintéticos e a resistência à antibioterapia não tardaram a manifestar-se. Por isso, novas investigações começaram a centrar-se nas plantas. [87]

APLICAÇÕES CLÍNICAS DA FITOTERAPIA EM ENDODONTIA

1. Preservação da vitalidade da polpa

Dados científicos in vitro e in vivo mostraram resultados promissores para a utilização de extractos de plantas em procedimentos de capeamento da polpa ou pulpotomia. No entanto, os dados clínicos são bastante limitados.

❖ **Própolis :**

A própolis é uma substância natural de consistência resinosa, semelhante à cera, colhida pelas abelhas operárias Apis Mellifera nos rebentos e na casca de certas árvores **(Figura 1).**

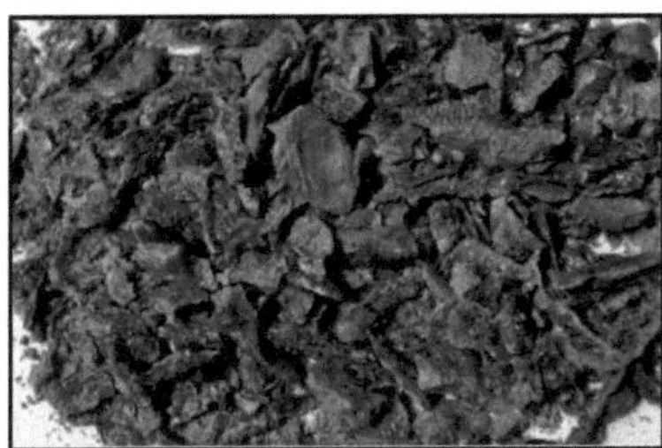

Figura 1: Pedaços de própolis [186].

As abelhas utilizam-no para reforçar e proteger as suas colmeias contra os microrganismos, reparar a sua estrutura e cobrir os ninhos de abelhas. É amplamente utilizado na medicina popular há séculos.Os antigos gregos, romanos e egípcios conheciam as propriedades curativas da própolis e utilizavam-na extensivamente como medicamento.

A sua composição química varia consoante o país de origem, a fonte botânica e a época da colheita. É geralmente constituído por : 40 a 55% de resinas, 20 a 35% de cera de abelha e de ácidos gordos, 10% de óleos aromáticos, 5% de pólen, e outros componentes como minerais e vitaminas, sendo os seus principais constituintes os flavonóides[157]. [157] Os flavonóides são moléculas naturais pertencentes à família dos polifenóis. Encontram-se em várias partes da planta, nos frutos, nas flores e nas folhas, e caracterizam-se pela sua atividade antioxidante, anti-inflamatória, anti-cancerígena e anti-viral. [70]

Devido à estrutura complexa da própolis, esta não pode ser utilizada diretamente e deve ser extraída com um solvente adequado. O etanol é o mais utilizado nos estudos publicados porque pode produzir um extrato de própolis com baixo teor de cera e rico em compostos biologicamente activos. [12]

A própolis é conhecida por ser um agente antioxidante, antimicrobiano, anti-inflamatório e cariostático, além de ser um excelente imunoestimulante. Também tem um efeito na regeneração dos tecidos e na cicatrização de feridas[157]. [157] De acordo com um estudo realizado por Bretz et al em 1998, os resultados mostraram que não houve diferença significativa no capeamento pulpar direto com própolis comparado com produtos de hidróxido de cálcio em ratos. Ambos ofereceram um grau semelhante de inflamação, reduzindo a quantidade de micróbios e estimulando a criação de uma ponte dentinária. [152]

Da mesma forma, Sabir et al. demonstraram em 2005 que a polpa dentária de ratos coberta com própolis tinha uma resposta inflamatória retardada em comparação com as cápsulas de óxido de zinco e estimulava a reparação da dentina em comparação com o material de controlo. [121]

Parolia et al, em 2010, realizaram uma análise histológica comparativa da polpa humana após o capeamento pulpar direto de 36 pré-molares com 3 materiais diferentes: **Dycal®** (pasta de hidróxido de cálcio), **própolis** e **Agregado de Trióxido Mineral (MTA)**. [109]
O objetivo desta análise foi estudar a resposta do tecido pulpar humano exposto mecanicamente a um novo material, o "própolis", e compará-lo com dois agentes de capeamento pulpar existentes e comummente utilizados (**MTA** e **Dycal®**).

As diferenças na resposta inflamatória e na formação de pontes de dentina da polpa exposta aos três diferentes materiais foram calculadas estatisticamente através do teste do qui-quadrado e não foram significativas. Histologicamente, houve maior inflamação pulpar nos dentes tratados com Dycal® do que com própolis e MTA nos dias 15 e 45. Além disso, o própolis apresentou resultados comparáveis aos obtidos com o MTA e o Dycal® em termos de formação de pontes de dentina. **(Figuras 2, 3, 4, 5, 6 e 7).**

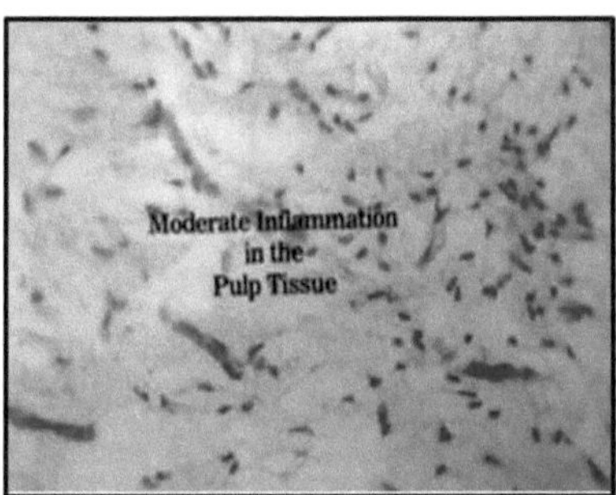

Figura 2: Capeamento pulpar com DYCAL®. Sem formação de ponte de dentina e inflamação moderada após 15 dias. [109]

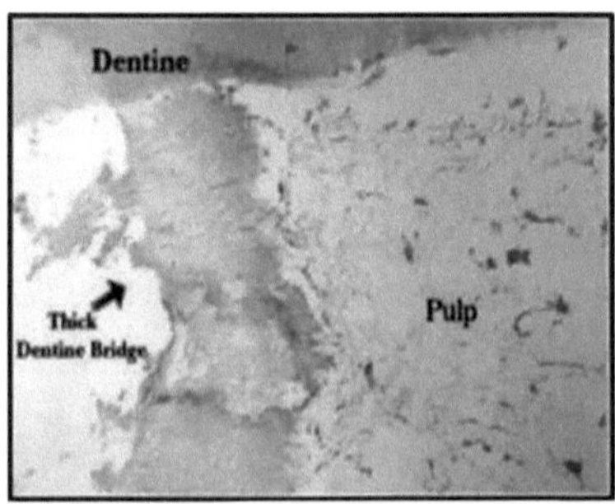

Figura 3: Capeamento pulpar com DYCAL®. Formação de uma ponte de dentina espessa após 45 dias. (A seta indica a ponte de dentina) [109].

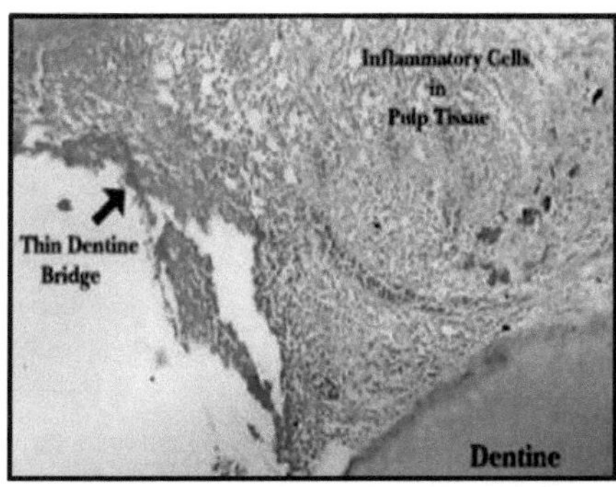

Figura 4: Capeamento pulpar com própolis. Formação de uma ponte de dentina fina após 15 dias. (A seta indica a ponte de dentina) [109].

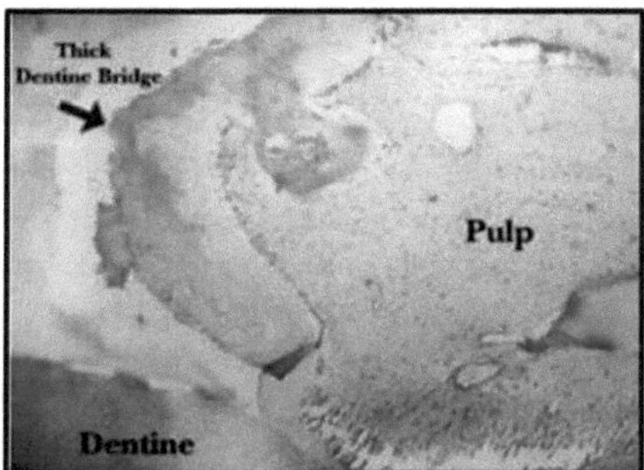

Figura 5: Capeamento pulpar com própolis. Formação de uma ponte de dentina espessa após 45 dias. (A seta indica a ponte de dentina) [109].

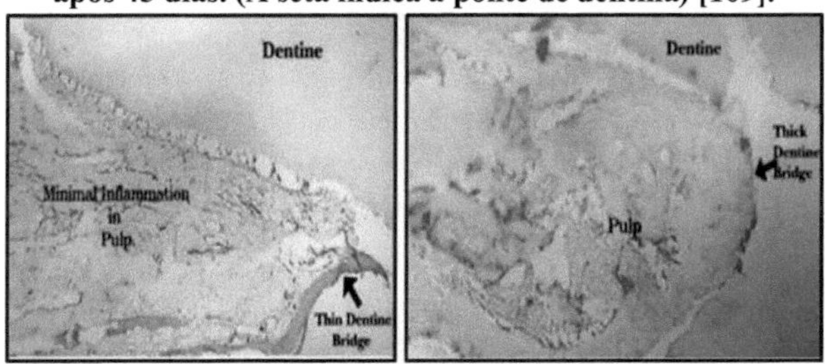

Figura 6: Tampão pulpar com MTA, formação de uma fina ponte calcificada após 15 dias. [109]

Figura 7: Tampão pulpar com MTA. Formação de uma ponte de dentina espessa após 45 dias. [109]

A própolis, graças à sua ação anti-inflamatória, inibe a síntese de prostaglandinas e ajuda o sistema imunitário, promovendo a atividade fagocitária e estimulando a imunidade celular (Balata et al 2018). [33] A estimulação de vários sistemas enzimáticos, o metabolismo celular, a circulação e a formação de colagénio podem contribuir para a formação de pontes de tecido duro pela própolis. Estes efeitos são o resultado da presença de arginina, vitamina C, provitamina A e complexo B e oligoelementos como cobre, ferro e zinco, bem como bioflavonóides. [109]
Ahangari et al, em 2012, verificaram que a polpa dentária de cobaias capeadas com própolis induziu a produção de dentina tubular de alta qualidade em 100% dos casos estudados, enquanto 14% dos casos de hidróxido de cálcio produziram dentina porosa. Além disso, o grupo da própolis não apresentou sinais de inflamação, infeção ou necrose e que a própolis estimulou a produção de células estaminais. [152]

Em 2015, Kusum et al avaliaram clínica e radiograficamente a eficácia dos agregados de trióxido mineral **(MTA)**, **Biodentine** e **Própolis** na pulpotomia de dentes decíduos. Os resultados mostraram que as taxas de sucesso clínico e radiográfico durante um período de 9 meses nos 3 grupos foram de 92, 80 e 72%, respetivamente. [157]

Um ensaio clínico aleatório realizado por Ahangari et al em 2021 teve como objetivo avaliar a própolis como material de capeamento pulpar em comparação com o hidróxido de cálcio em dentes humanos. Os resultados deste estudo revelaram dois tipos diferentes de dentina. O hidróxido de cálcio induziu a formação de dentina reparadora de baixa qualidade com vazios que se assemelhavam ao tecido ósseo denominado osteodentina. Mas, a dentina recém-formada induzida pela própolis era dentina de alta qualidade contendo túbulos que podem atuar como uma barreira contra a invasão de agentes patogénicos microbianos e prevenir danos pulpares. [10]

Para além do seu efeito anti-inflamatório, a própolis tem demonstrado desempenhar um papel importante na redução da permeabilidade dentinária e da hipersensibilidade. Esta caraterística resulta do facto de a cola de abelha ter a capacidade de impregnar parcialmente os túbulos dentinários[152]. [152] Atualmente, os dados científicos são bastante limitados quanto à superioridade da própolis em relação a outras terapêuticas no capeamento pulpar. Por isso, parecem ser necessários estudos clínicos com elevado nível de comprovação científica.

❖ **Nigella (Nigella Sativa) :**

A Nigella Sativa, também conhecida como "semente preta" ou "cominho", é uma planta aromática da família das Renonculaceae **(Figura 8).** [105]

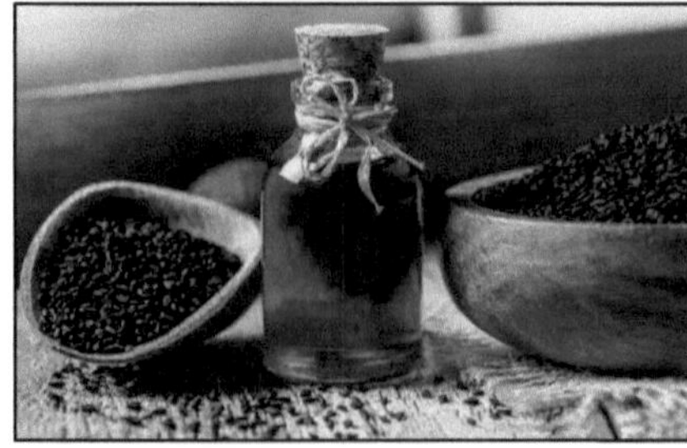

Figura 8. Sementes de cominho preto [176]

Muitas utilizações medicinais desta planta foram testadas cientificamente e algumas foram confirmadas. Em particular, o extrato de sementes negras demonstrou possuir numerosas propriedades farmacológicas. De facto, este extrato é broncodilatador, anticancerígeno, antioxidante, hipotensor, analgésico, antibacteriano e anti-inflamatório[105]. [105] As preocupações com os efeitos secundários do formocresol como agente de pulpotomia em odontopediatria levaram à procura de novos fármacos. O formocresol contém formaldeído, que é classificado como um composto mutagénico, citotóxico e carcinogénico para o homem pela Organização Mundial de Saúde (OMS) e pela Agência Internacional de Investigação do Cancro (IARC). Neste contexto, Omar et al, em 2012, realizaram um estudo histopatológico em dentes de cães para avaliar a reação da polpa ao óleo de cominho preto e ao formocresol. Os resultados deste estudo mostraram que o óleo de NS tem um efeito anti-inflamatório e que a polpa mantém a sua vitalidade após a aplicação. Isso poderia qualificar seu uso como medicação de pulpotomia para dentes decíduos[105]. [105] No entanto, um estudo realizado por Sara Hashem et al em 2019, que avaliou o uso de Nigella Sativa, Miswak e Allium Sativum (alho) em procedimentos de pulpotomia de dentes decíduos humanos, concluiu que Allium Sativum e Miswak podem ser considerados uma boa alternativa natural ao formocresol, ao contrário do NS, que mostrou ausência de ponte de dentina no exame histopatológico. [65]

- **Açafrão-da-terra (Curcuma Longa) :**

A curcuma (Curcuma Longa) é uma planta perene de caule curto, com folhas grandes e oblongas e rizomas ovais, em forma de pera ou oblongos, frequentemente ramificados e **de cor** amarela acastanhada **(Figura 9).** Pertencente à família das Zingiberaceae, é cultivada em várias regiões do subcontinente indiano, do Sudeste Asiático e da América do Sul. O seu ingrediente ativo é a curcumina, que actua como um poderoso agente anti-oxidante e anti-inflamatório ao inibir a lipoxigenase e a ciclo-oxigenase. [8]

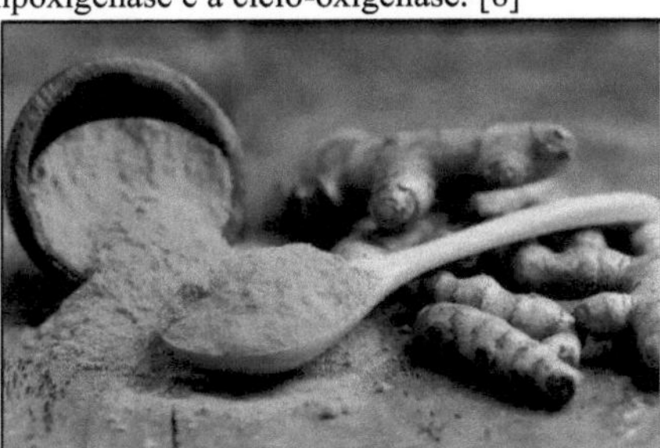

Figura 9: Açafrão-da-terra em pó [174].

Mandrol et al, em 2016, realizaram um estudo que avaliou a citotoxicidade da curcumina contra fibroblastos da polpa dentária em dentes decíduos. Os autores concluíram que a curcumina promove a viabilidade celular e induz a proliferação de fibroblastos da polpa dentária primária e tem potencial para ser desenvolvida como um medicamento económico e fiável para a terapia da polpa vital[88]. [88] Devido às suas propriedades medicinais, a cúrcuma em pó misturada com água destilada foi usada como medicação de pulpotomia em dentes decíduos por Purohit et al em 2017, em 50 crianças de 4 a 9 anos com um acompanhamento de 3 semanas, 2 meses, 4 meses e 6 meses **(Figura 10).** A pulpotomia com cúrcuma mostrou sucesso clínico e radiológico, mas os autores recomendaram mais estudos com avaliação histológica. [115]

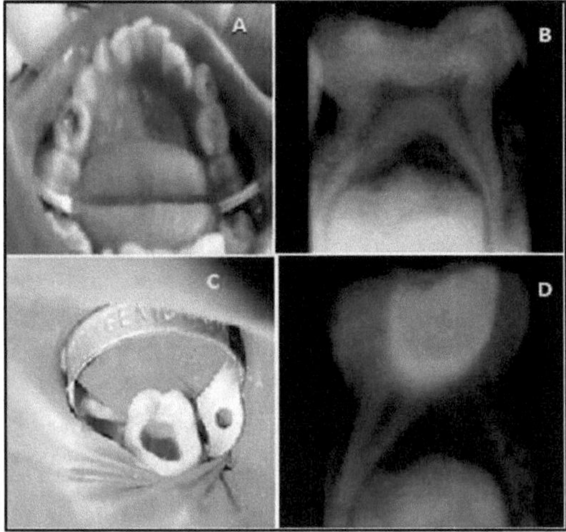

Figura 10: (A): Cariado 85; (B): Radiografia pré-operatória de 85; (C): Cúrcuma misturada com água destilada colocada em 85; (D): Radiografia pós-operatória após 6 meses [115].

Da mesma forma, Hugar et al, em 2017, realizaram um estudo para avaliar e comparar a resposta clínica da polpa e os sinais radiográficos após a pulpotomia em 90 molares temporários tratados com formocresol (controlo), extrato de própolis, gel de curcuma e hidróxido de cálcio, respetivamente.

Após 1 e 3 meses, os dentes de todos os grupos foram considerados clinicamente e radiograficamente saudáveis. No entanto, após 6 meses, um dente do grupo experimental 1 (**Própolis**) apresentou sinais de falha radiológica, mas estava clinicamente assintomático.Também foram observadas falhas na forma de reabsorção interna em dois dentes do grupo experimental 2 (**cúrcuma) (Figura 11)**, que não apresentavam quaisquer sinais ou sintomas clínicos.No grupo experimental 3 (**hidróxido de cálcio**), quatro dentes apresentaram falha radiológica, sendo que 3 deles apresentavam sinais de dor **(Figura 12).** Todos os dentes do grupo de controlo (**formocresol**) foram considerados clinicamente e radiograficamente saudáveis após 1, 3 e 6 meses. [71]

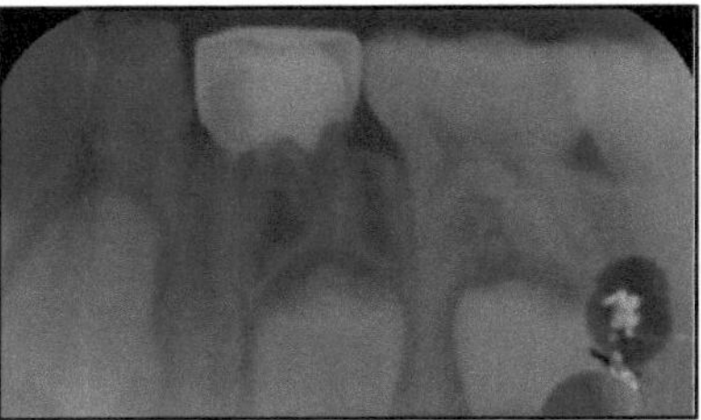

Figura 11: Reabsorção interna detectada num caso tratado com pulpotomia de açafrão [71].

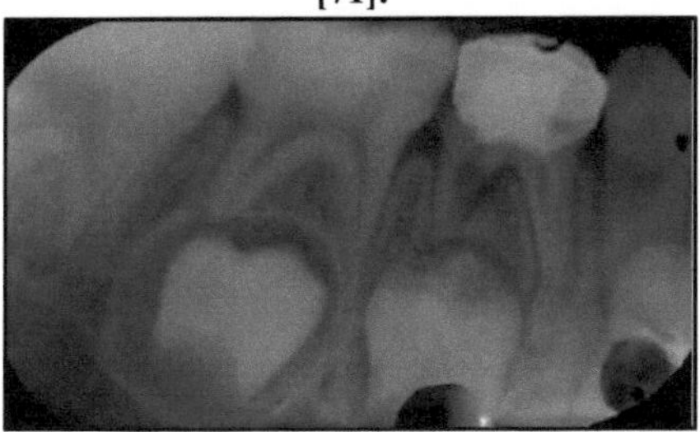

Figura 12: Reabsorção interna observada num caso tratado por pulpotomia com hidróxido de cálcio [71].

Em conclusão, os autores observaram resultados clínicos e radiológicos aceitáveis com o uso da cúrcuma como agente de pulpotomia em molares decíduos. No entanto, recomendaram uma análise histológica a longo prazo para ter em conta as falhas que ocorreram no presente estudo. [71]

❖ **Tomilho (Thymus Vulgaris) :**

O Thymus Vulgaris é uma planta perene nativa da região mediterrânica e cultivada em vários países **(Figura 13).** Esta planta é utilizada medicinalmente há milhares de anos pelas suas propriedades antibacterianas, antitússicas, espasmolíticas e antioxidantes.

O timol, um dos ingredientes do tomilho, é utilizado como antissético em elixires bucais e tem demonstrado reduzir a formação de placa dentária e cáries. [77]

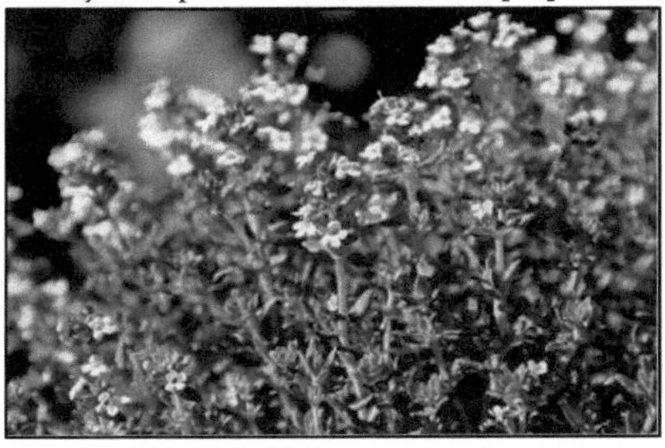

Figura 13: Flores de tomilho [159].

Alolofi et al em 2016 realizaram uma avaliação clínica e radiográfica do extrato etanólico de thymus vulgaris como agente de pulpotomia em molares primários. O estudo mostrou uma boa taxa de sucesso clínico de 94,1% em 1, 6 e 12 meses. Este resultado foi atribuído à atividade antibacteriana, anti-inflamatória e hemostática dos componentes do timo, como o timol, os flavonóides, o carvacrol e a apigenina. [77]

❖ **Alho (Allium Sativum):**

É uma das plantas medicinais mais amplamente estudadas. A atividade antibacteriana do Allium sativum deve-se à Allicina produzida pela atividade enzimática da Alinase. Foi relatado na literatura que o extrato de alho inibe estirpes multi-resistentes de Streptococcus Mutans isoladas de dentes humanos cariados. [77] De facto, Mohamed et al, em 2015, compararam os efeitos do formocresol e do óleo de Allium Sativum no tecido pulpar de 18 pré-molares após pulpotomia. Os autores descobriram que o óleo de Allium Sativum é um material biocompatível com o tecido pulpar humano. Tem um bom potencial de cicatrização, deixando o tecido pulpar saudável e funcional, enquanto os dentes tratados com formocresol apresentaram inflamação crónica que levou à necrose. [98]

❖ **Aloé Vera :**

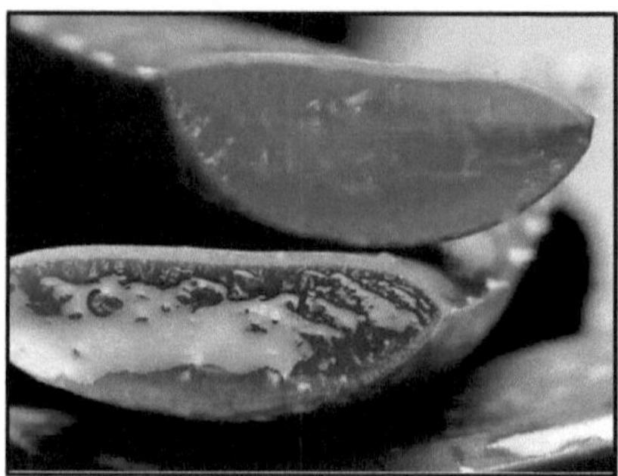

Figura 14: Folhas de Aloé vera [171].

Esta erva pertence à família Liliaceae, também conhecida como Aloe Barbadensis Mill **(Figura 14).** O Aloé tem uma ação anti-inflamatória, imunomoduladora, antibacteriana, antifúngica e cicatrizante, imunomoduladora, antibacteriana, antifúngica e cicatrizante. [77] A sua atividade antibacteriana deve-se à sua capacidade de inibir a síntese de proteínas nas células bacterianas. [125] O Aloé Vera inibe a via da ciclo-oxigenase e reduz a produção de prostaglandina a partir do ácido araquidónico. [125] Em 2008, Gala-Garcia et al descobriram que a aplicação de Aloé vera diretamente no tecido pulpar de ratos resultou no desenvolvimento de dentina terciária. Isto foi explicado pela presença de vários constituintes bioactivos, como polissacáridos, glicoproteínas e beta-sitosterol, que estimulam a cicatrização de feridas, a angiogénese e a proliferação celular. [77]

O Aloé vera foi utilizado como agente de pulpotomia por Gupta et al em 2010 em molares primários. Os autores descobriram que o gel de Aloe vera recém-extraído pode ser utilizado como um agente de pulpotomia eficaz[77]. [77] Além disso, um estudo realizado por Kalra et al em 2017 avaliou o efeito do extrato de Aloe vera recém-extraído e do Agregado de Trióxido Mineral (MTA) como agentes de pulpotomia em molares primários. A avaliação clínica e radiográfica de todos os dentes pulpotomizados foi realizada durante aproximadamente 12 meses, seguida de avaliação histopatológica. Os resultados mostraram que a pulpotomia com MTA foi superior à pulpotomia com extrato da planta A.Vera. [77]

No entanto, o acemannan, um polissacárido do Aloe vera, mostrou resultados semelhantes ao MTA na pulpotomia parcial de dentes caninos, resultando na formação de uma ponte mineralizada com tecido pulpar normal sem inflamação ou necrose pulpar, enquanto o formocresol mostrou inflamação pulpar sem a formação de uma ponte mineralizada[138]. [138] O acemannan, por outro lado, foi estudado como um material de capeamento direto em dentes humanos decíduos. Este produto natural promoveu a formação de dentina, estimulando a proliferação, diferenciação, formação e crescimento da dentina, a formação de matriz extracelular e a mineralização de células primárias na polpa dentária humana. [137]

Da mesma forma, de acordo com um estudo realizado por Tiên Thuy em 2020, as esponjas de acemannan induziram a formação contínua de raízes em dentes permanentes imaturos tratados por capeamento pulpar direto ou pulpotomia parcial. Os autores sugeriram que o acemannan é um biomaterial promissor de baixo custo para a terapia pulpar vital. [150]

2. Irrigação endodontia

Os investigadores estavam interessados em produtos à base de plantas para compensar os efeitos secundários dos produtos convencionais habitualmente utilizados na irrigação endodôntica. Embora o hipoclorito de sódio (NAOCl) seja recomendado como irrigante endodôntico devido à sua elevada ação antibacteriana e à sua capacidade de dissolver tecido necrótico, é tóxico para o tecido periapical, corrosivo para os metais, tem potencial alérgico e um sabor e odor desagradáveis. Para além disso, altera as propriedades mecânicas da dentina, reduzindo o módulo de elasticidade e a sua resistência à flexão[8]. [8] O digluconato de clorexidina (CHX) é utilizado em endodontia em concentrações que variam de 0,12 a 2% devido às suas propriedades antibacterianas de largo espetro e substantividade (efeito residual). No entanto, não é capaz de dissolver a matéria orgânica, não remove as lamas dentinárias, pode causar descoloração dos dentes e forma um precipitado castanho-alaranjado potencialmente tóxico (paracloroanilina) quando em contacto com o NaOCl [8]. Os novos irrigantes, como o BioPure MTAD (uma mistura de tetraciclina, ácido cítrico e detergente), são uma solução eficaz para a remoção, mas têm algumas desvantagens, como o custo elevado e o prazo de validade curto. [48]

❖ **Morinda Citrifolia ou Noni :**

Morinda Citrifolia, conhecida comercialmente como "Noni" ou "Noni". A "amoreira da Índia", descoberta na Polinésia há 2000 anos, é considerada um importante medicamento popular **(Figura 15)**. [21]

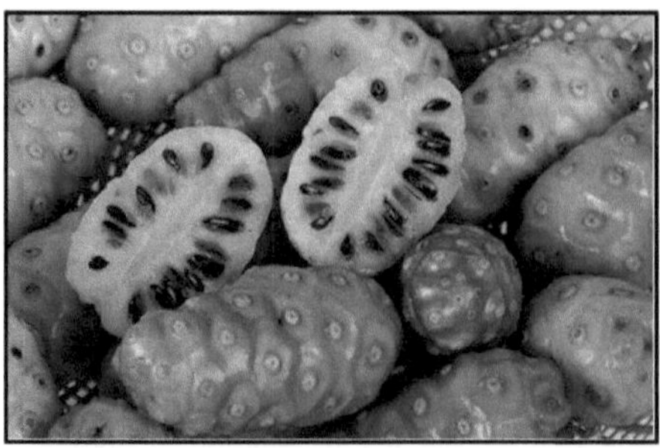

Figura 15: Fruto da Morinda Citrifolia [179].

De facto, a Morinda Citrifolia (MC) tem uma vasta gama de efeitos terapêuticos, incluindo antibacterianos, antivirais, antifúngicos, antitumorais, analgésicos, hipotensores, anti-inflamatórios e também estimula o sistema imunitário[102]. 102] O sumo de Morinda citrifolia contém compostos antibacterianos como o L-asperulosídeo, a alizarina, a escopoletina, o ácido octanóico, o potássio, a vitamina C, os terpenóides, os alcalóides e as antraquinonas[21]. [Foi demonstrado que estes compostos ajudam a combater estirpes bacterianas infecciosas como Pseudomonas Aeruginosa, Proteus Morgani, Staphylococcus Aureus, Baciillis Subtilis, Escherichia coli, Salmonella e Shigella. [21]

O sumo de Morinda Citrifolia actua despolimerizando as pectinas solúveis em água, enquanto as pectinases e hemicelulases no sumo de Morinda Citrifolia levam à desmontagem diferencial dos polímeros da parede celular bacteriana. [100] Murray et al, em 2008, realizaram um estudo para comparar a eficácia do sumo de Morinda citrifolia (MCJ) com hipoclorito de sódio (6%) e clorexidina (2%) n a remoção de lama dentinária.
Os resultados deste estudo mostraram que a "Smear Layer" dos canais radiculares foi instrumentada por análise ao microscópio eletrónico de varrimento (SEM). A concentração inibitória mínima (CIM) de MCJ sobre o crescimento de E. Faecalis em tubos de ensaio provou ser uma solução de 6%. [102]

Murray et al verificaram que 6% de sumo de Morinda Citrifolia era tão eficaz como 6% de NAOCL combinado com EDTA (17%) na remoção de lama dentinária e mais eficaz do que 2% de CHX.

De facto, a CHX não foi muito eficaz na remoção da lama dentinária e a mistura de CHX e MCJ criou uma das soluções de irrigação menos eficazes. **(Figura 16)** [102]

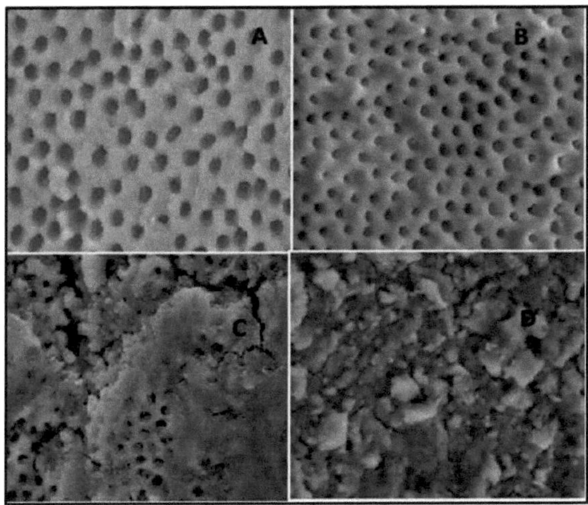

Figura 16: Observações SEM das paredes do canal (ampliação *2000) [102].

(A) (A): Irrigação com NaOCL + EDTA, túbulos dentinários abertos; (B): Irrigação com MCJ + EDTA, remoção de lama dentinária, túbulos dentinários abertos. (c): Irrigação com CHX, eliminação parcial do lodo dentinário, túbulos dentinários parcialmente ocluídos com a presença de uma camada de lodo dentinário. (D) Irrigação salina do canal radicular, lama dentinária intacta.

Por outro lado, os autores indicaram que o sumo de MC é um antioxidante biocompatível, pouco suscetível de causar acidentes graves aos pacientes, ao contrário do NaOCl [102]. Estudos recentes relataram que a exposição prolongada (1 hora) ao NaOCl pode enfraquecer a integridade estrutural da dentina [8].

Enquanto o estudo de Saghiri et al em 2013 mostrou que o sumo de MC a 6% seguido de um enxaguamento final com EDTA a 17% é uma solução eficaz para a remoção de lama dentinária sem qualquer influência negativa na microdureza da dentina radicular. Esta é outra vantagem do MC em relação ao NaOCL. [122]

São necessários mais estudos para avaliar a biocompatibilidade e a segurança antes de o extrato de Morinda citrifolia poder ser definitivamente recomendado como solução de irrigação intracanal. De facto, as observações in vitro da eficácia do MC quando utilizado com uma lavagem com EDTA parecem promissoras. [102]

❖ **Própolis :**

Devido às suas propriedades anti-inflamatórias e antibacterianas, a própolis tem despertado interesse na investigação endodôntica como irrigante e medicação intracanal, sendo os componentes farmacologicamente activos da própolis os fenólicos, os aromáticos e os flavonóides[154]. O poder antibacteriano da própolis é devido ao seu alto teor de flavonóides e sua atividade anti-inflamatória é explicada pela presença de ácido cafeico e ácido ferúlico[154]. [154]

Foi relatado na literatura que a própolis tem uma atividade antibacteriana e antifúngica eficaz contra Actinomyces naeslundi, Fusobaterium nucleatum, Lactosbacillus acidophilus, Prevotella oralis, **Porphyromonas** gingivalis, Staphylococcus aureus, Escherichia coli e candida albicans. [33]

O mecanismo da atividade antibacteriana da própolis permanece ambíguo. Alguns autores afirmam que está associado a uma ação sinérgica dos seus componentes. [19]

Sugeriram que o mecanismo de ação se baseia na sua ação inibidora do crescimento bacteriano, bloqueando a divisão celular, desorganizando o citoplasma, inibindo a síntese proteica, o processo de adesão, as enzimas responsáveis pela proliferação bacteriana ou inibindo a síntese de ácidos nucleicos. [19]

Num estudo comparativo realizado em 2003 por Al-Qathami e Al-Madi sobre a eficácia antimicrobiana da própolis, do NaOCl a 2,5% e do soro fisiológico como irrigantes intracanais, os autores verificaram que a própolis tinha uma atividade antimicrobiana igual à do NaOCl a 2,5%. [19]

Outros autores avaliaram a eficácia da própolis num modelo de biofilme de E.faecalis num substrato dentário. O estudo revelou que a própolis tinha uma eficácia antibacteriana semelhante à do NaOCL (5,25%). [52] Tyagi et al, em 2013, estudaram a eficácia antimicrobiana da própolis, Morinda Citrifolia, Azadirachta Indica (Neem) e hipoclorito de sódio (5%) no biofilme de Candida Albicans. Os resultados mostraram que os grupos do hipoclorito de sódio (5%) e da própolis tiveram a maior eficácia antimicrobiana contra a C. Albicans, seguidos pelos grupos da A. Indica (Neem) e da M. Citrifolia. [145] Estes resultados foram confirmados por outros estudos in vitro em que a própolis foi tão eficaz como NaOCL (5%) e CHX (2%) contra Candida albicans e E. faecalis. [Embora a própolis tenha demonstrado ser mais fiável do que o NAOCL em termos de biocompatibilidade, a variação na composição química, nos métodos de extração e nos métodos de avaliação da atividade antibacteriana levantam preocupações sobre o controlo de qualidade e a variabilidade de lote para lote para o desenvolvimento normalizado de novos medicamentos[94]. [33]

❖ **Azadirachta Indica (Neem) :**

O Neem é uma árvore medicinal originária da Índia, conhecida como a árvore do Neem. "Margosa da Índia" ou "Lilás da Índia". **(Figura 17)** Cada parte da árvore foi estudada em fitoterapia. Foram descritos usos medicinais, nomeadamente para as folhas, os frutos e a casca. As folhas contêm alcalóides, glicosídeos, saponinas, flavonóides, esteróides, antraquinona e ácido tânico, todos com valor terapêutico. Além disso, foi descrito na literatura que o Neem tem propriedades antibacterianas, antifúngicas, antivirais, antioxidantes, anti-inflamatórias, antipiréticas, analgésicas e imunoestimulantes. [8,21]

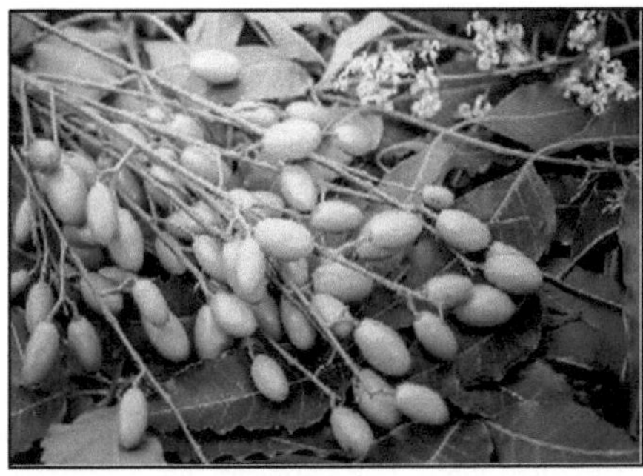

Figura 17: Frutos e folhas de Neem [167].

Arati et al, em 2011, observaram que o extrato etanólico de Neem tinha uma atividade antimicrobiana significativa contra E. faecalis. [8] Actua inibindo a membrana celular e alterando a adesão bacteriana à dentina. [100] Em comparação com uma solução de hipoclorito de sódio a 5,25%, Vinothkumar et al, em 2013, observaram que o extrato de folhas de Neem tinha uma eficácia antimicrobiana significativa contra Enterococcus faecalis e Candida albicans. [33] Outro estudo realizado por Ghonmode et al em 2013 mostrou que o extrato de folhas de Neem tinha um efeito antimicrobiano significativo superior a 3% de NaOCL contra E.faecalis. [57]

Além disso, ao comparar a eficácia de vários extractos de plantas, nomeadamente o extrato de chá verde, o óleo de laranja e o extrato de folhas de nim, na remoção de lama dentinária utilizando a análise microscópica eletrónica de varrimento (SEM), Sebatni et al, em 2017, descobriram que a maior eficiência de remoção de lama dentinária foi observada em canais tratados com extrato de folhas de nim. [126]

❖ **Triphala :**

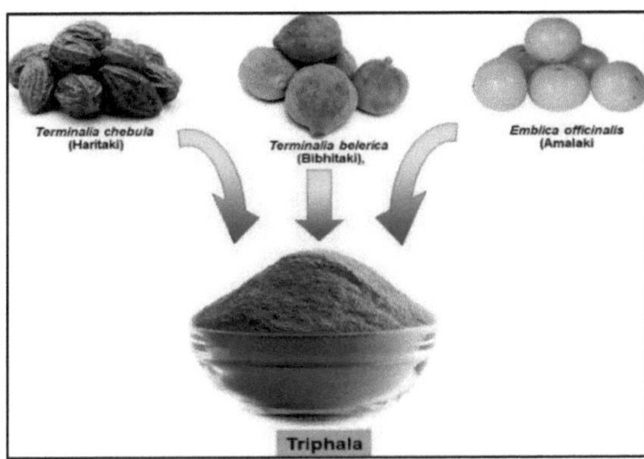

Figura 18: Componentes do Triphala [178].

Triphala é uma formulação à base de plantas ayurvédicas que inclui pós de frutos secos de três plantas medicinais: Terminalia bellerica, Terminalia chebula e Emblica officinalis **(Figura 18)**.

Estudos relataram que o ácido tânico, um dos principais constituintes do Triphala, tem propriedades bacteriostáticas e bactericidas contra certos agentes patogénicos Gram (+) e Gram (-). Actua inactivando as adesinas microbianas, as proteínas de transporte do envelope celular e as enzimas. [100]

A presença de taninos, quinonas, flavonóides, ácido gálico e ácido cítrico explica a sua capacidade de eliminar a camada de mancha da dentina e a sua utilização como quelante dos canais radiculares[143]. Para além disso, inibe eficazmente a formação de biofilme, graças à sua capacidade de reter radicais livres e ao seu poder antibacteriano, e está também a revelar-se uma alternativa ao hipoclorito de sódio para a irrigação endodôntica[125, 143]. [125, 143]

De facto, de acordo com um estudo comparativo realizado por Divia et al em 2018, o Triphala mostrou uma atividade antibacteriana contra E. faecalis comparável à do NaOCl a 5%, que é um padrão de ouro para a comparação de irrigantes endodônticos. [45]

Em comparação com muitos irrigantes de canais radiculares comummente utilizados, o Triphala tem menos citotoxicidade. Para além das suas propriedades antioxidantes e anti-inflamatórias, o sumo do fruto da Emblica officinalis (um componente do Triphala) tem o teor mais elevado de vitamina C e contribui em 45-70% para as suas propriedades antioxidantes. [36]

Embora o NaOCL tenha propriedades bactericidas e seja capaz de dissolver tecidos orgânicos, a sua capacidade de remover lamas de dentina das paredes dos canais instrumentados tem-se revelado insuficiente. Assim, Bhargava et al, em 2015, realizaram um estudo para comparar a eficácia de 3 antioxidantes: (Neem, Triphala e Emblica officinalis (Amla) versus NaOCl (5,25%) em combinação com EDTA (17%) na remoção de lama dentinária por análise SEM. [36] Os resultados deste estudo mostraram que o Neem, Triphala e Amla tinham um potencial significativo para eliminar a lama dentinária, particularmente o Amla, que foi tão eficaz como a solução de NAOCL (5,25%) combinada com EDTA (17%) **(Figura 19, 20, 21, 22,23)**. [36]

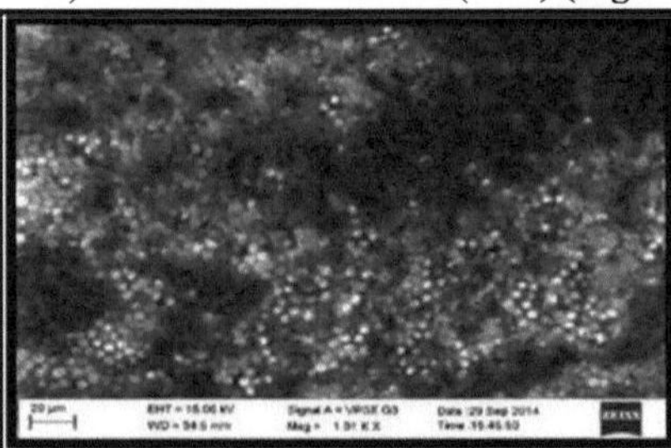

Figura 19: Vista SEM; Remoção de lama dentinária após irrigação com Neem (ampliação x 1000) [36].

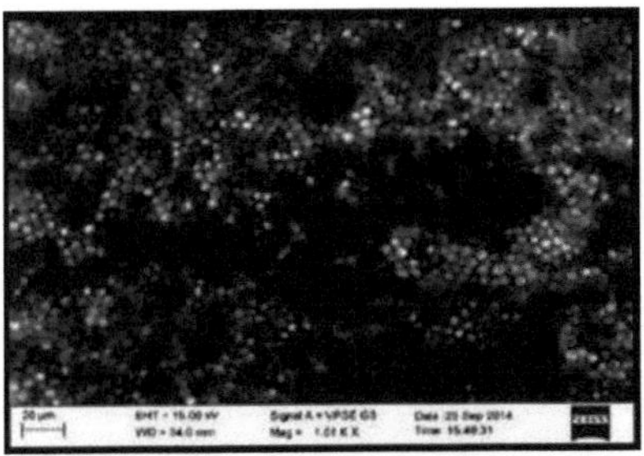

Figura 20: Vista SEM; Remoção de lama dentinária após irrigação com Triphala. (Ampliação x 1000) [36]

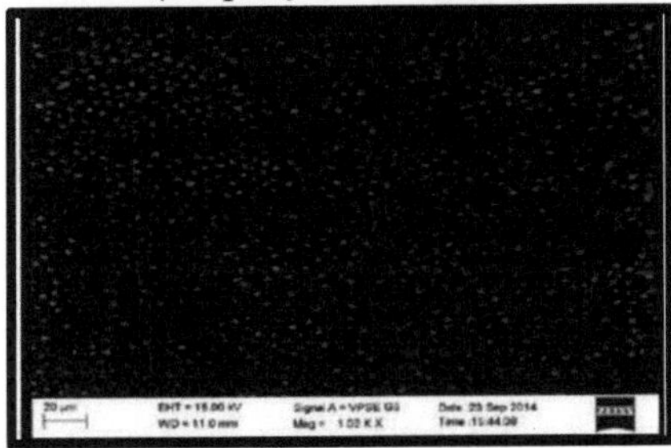

Figura 21: Vista SEM; Remoção de lama dentinária após irrigação com Amla. (Ampliação x 1000) [36]

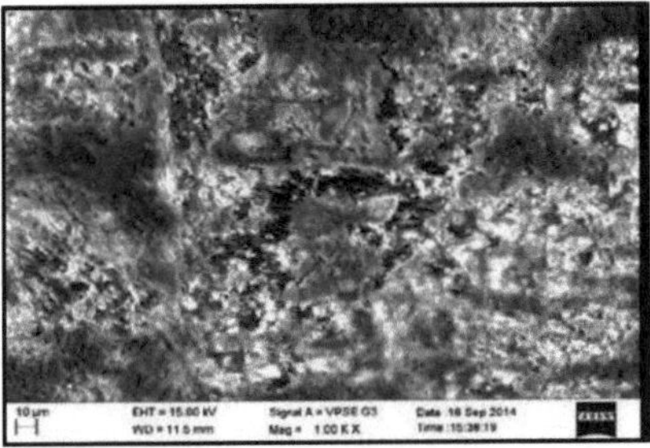

Figura 22: Vista SEM; Remoção de lama dentinária após irrigação com solução salina (ampliação x 1000) [36].

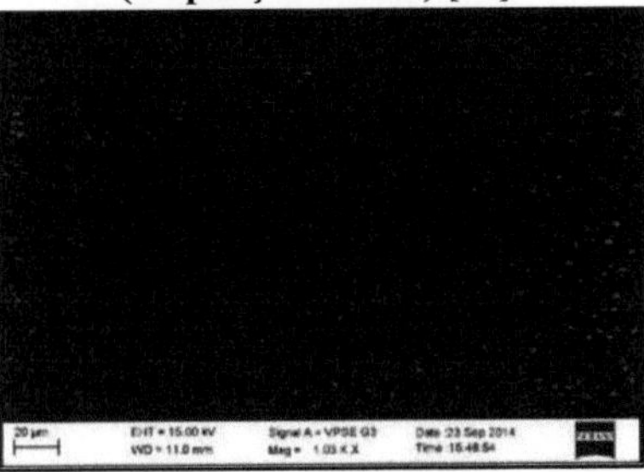

Figura 23: Vista SEM; Remoção de lama dentinária após irrigação com EDTA a 17% (ampliação x 1000) [36].

- **Chá verde (Camellia Sinensis) :**

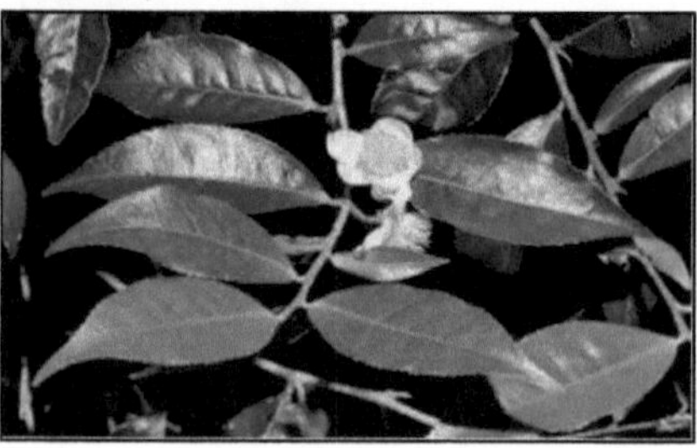

Figura 24: Folhas de Camellia Sinensis [178].

O chá verde, extraído da Camellia Sinensis, é amplamente consumido em todo o mundo **(Figura 24).** A epigalocatequina-3-galato (EGCG) é o polifenol mais abundante no chá verde. Estudos demonstraram que a EGCG rompe irreversivelmente a membrana das bactérias Gram (+) e Gram (-) e inibe a DNA girase bacteriana, impedindo o enrolamento do DNA e levando à morte das células bacterianas. A EGCG neutraliza os metabolitos terminais tóxicos, como a colagenase, a proteína tirosina fosfatase e a fosfatase alcalina das bactérias patogénicas. [As propriedades interessantes do chá verde, tais como a disponibilidade, a relação custo-eficácia, o longo prazo de validade, a baixa toxicidade e a ausência de resistência microbiana, despertaram o interesse dos investigadores em estudar o seu efeito como irrigante endodôntico. [43] Prabhakar et al, em 2010, efectuaram um estudo sobre a eficácia antimicrobiana de alternativas à base de plantas (Triphala e polifenóis do chá verde (GTP), (MTAD) e NaOCl (5%) contra o biofilme de E. faecalis. Observou-se que o NaOCL a 5% foi o agente antibacteriano mais eficaz, enquanto o triphala e o chá verde tiveram uma atividade antimicrobiana significativa contra o biofilme de E. Faecalis formado no substrato dentário. [113] Os resultados deste estudo são consistentes com outros estudos. De acordo com Garg et al em 2014, a própolis e a trifala foram tão eficazes como o NaOCl (5,25%) contra o biofilme de E. faecalis. No entanto, os polifenóis do chá verde mostraram menor eficácia[52]. [52] Da mesma forma, em outro estudo in vitro realizado por Dadresanfar et al em 2019, explorando o papel antibacteriano do chá verde como irrigante endodôntico em comparação com NaOCl (5,25%) e CHX (2%) em canais radiculares infectados com E.faecalis, os resultados deste estudo mostraram que a redução no número de microrganismos foi de 100% com NaOCl, 98,9% com CHX, 81% com 12,5% de chá verde e 94,8% com 25% de chá verde. [43] Para explorar a eficácia antifúngica do chá verde como irrigante endodôntico contra o biofilme de C. albicans, 45 pré-molares extraídos foram seccionados verticalmente e divididos aleatoriamente em três grupos após a preparação biomecânica dos canais radiculares. Todas as amostras foram infectadas com C. albicans e expostas às soluções de teste (hipoclorito de sódio (5%), chá verde (1%), solução salina normal) durante 5, 10 e 15 minutos. O número médio de C. albicans nos grupos do chá verde e do hipoclorito de sódio diminuiu para 25% e 50% dos valores iniciais, respetivamente. Além disso, de acordo com o presente estudo, a atividade antifúngica do chá verde aumentou ao longo do tempo. [Devido à naturalidade do extrato de chá verde, à sua baixa toxicidade, ao seu preço razoável e à ausência d e efeitos secundários, os autores concluíram que este poderia ser utilizado como solução de irrigação endodôntica. No entanto, parecem ser necessários mais estudos in vivo.

❖ Acacia Nilotica Linn (Babool):

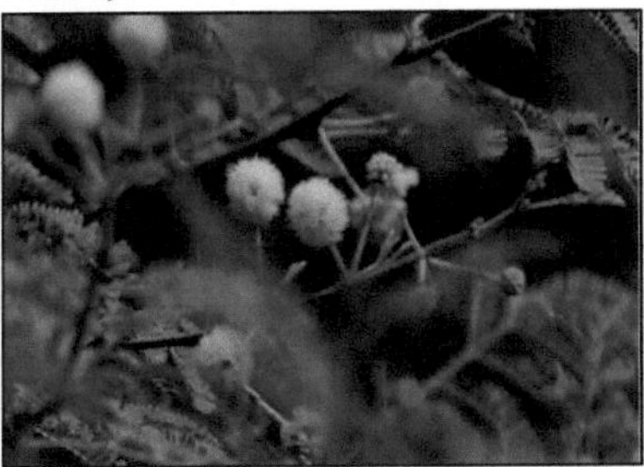

Figura 25: Acacia Nilotica [169]

É uma planta medicinal originária do Egito **(Figura 25).**

Possui propriedades antimicrobianas, antifúngicas, antivirais, antibióticas, anticancerígenas e antiplaquetárias. Contém agentes anti-inflamatórios que inibem a síntese da prostaglandina, um dos mediadores mais importantes da inflamação. O extrato de Acacia Nilotica actua sobre as bactérias danificando os constituintes electrolíticos e celulares essenciais (proteínas e ácidos nucleicos). [100]Em 2019, Payal A Jain et al realizaram um estudo in vitro que teve como objetivo avaliar e comparar a atividade antibacteriana dos extractos aquosos de Punica Granatum (casca de romã), Acacia Nilotica (casca do caule de Babool) e Emblica Officinalis (fruto de Amla) contra E faecalis e as suas capacidades para remover lamas de dentina (camada de esfregaço). [74] As concentrações inibitórias mínimas (CIM) de Punica Granatum, Acacia Nilotica e Emblica Officinalis foram identificadas utilizando o método de microdiluição em caldo a 6,25%, 25% e 12,5%, respetivamente. Foi realizado um teste de difusão em poço de ágar e as zonas de inibição foram medidas para avaliar a atividade antibacteriana. A zona de inibição mais elevada foi registada para 6,25% de Punica granatum (21 mm), seguida de 12,5% de Emblica officinalis (20 mm) e a mais baixa para 25% de Acacia nilotica com uma zona de inibição de 14 mm **(Figura 26).**

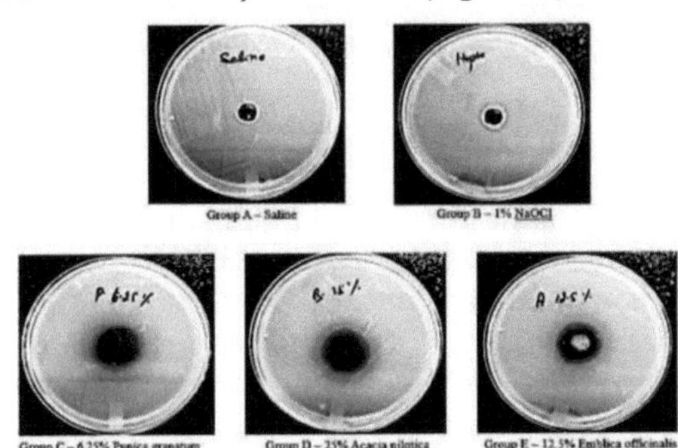

Figura 26: Teste de difusão em ágar mostrando zonas de inibição em milímetros (mm). [74]

No que diz respeito à remoção da camada de esfregaço, a análise de microscopia eletrónica de varrimento (SEM) revelou que a Acacia Nilotica não tinha propriedades de remoção de esfregaço e que as suas pontuações médias eram semelhantes às dos grupos de controlo negativo (solução salina a 0,9% e solução de hipoclorito de sódio a 1%), enquanto a solução de Punica Granatum a 6,25% e a solução de Emblica Officinalis a 12,5% eram tão eficazes como o EDTA a 17% na remoção de lama dentinária. [74] De acordo com um estudo realizado por Gupta et al em 2020, comparando a eficácia antibacteriana de Thymus Vulgaris a 20%, Salvadora Persica a 12,5%, Acacia Nilotica a 10%, Calendula Arvensis a 10% e hipoclorito de sódio a 5% na eliminação de Enterococcus faecalis, o NaOCl (5%) mostrou a maior atividade antibacteriana contra E. faecalis. Os outros produtos mostraram também uma eficácia antibacteriana significativa. Por conseguinte, estes produtos naturais foram propostos como alternativas ao NaOCl a 5%. [62]

❖ **Alho (Allium Sativum) :**

Alguns estudos sugerem que o alho pode ser uma alternativa eficaz ao hipoclorito de sódio. Este facto está relacionado com as suas propriedades antibacterianas. A alicina presente no alho destrói em grande parte as paredes e as membranas celulares das bactérias dos canais radiculares. (1mg de alicina é equivalente a 15 UI de penicilinas). [143,108] Um estudo publicado por Gopalakrishnan et al em 2014 mostrou uma inibição completa de E. faecalis entre os grupos NaOCL 5,25% e CHX 2%, enquanto o extrato de alho e canela mostrou uma inibição mais fraca em comparação com estes dois grupos (NaOCL 5,25% e CHX 2%). [33]

Estes resultados são consistentes com os de um estudo in vitro que avaliou a eficácia antimicrobiana da canela, do alho e da curcuma como irrigantes endodônticos contra Enterococcus faecalis e Candida albicans em comparação com NaOCL a 5,25%. O alho apresentou a maior atividade antibacteriana, seguido da canela e da curcuma. No entanto, o NaOCL mostrou uma inibição completa de E faecalis e Candida albicans, e os autores concluíram que continua a ser o irrigante de referência. [108]

Em 2015, Birring et al observaram que as concentrações de extrato de alho (10%, 40% e 70%) mostraram uma eficácia antimicrobiana considerável contra E.faecalis. De facto, a concentração de 70% foi a mais eficaz e mostrou uma eficácia antimicrobiana semelhante à do NaOCL a 5,25%. [33]

Além disso, num ensaio clínico aleatório realizado por Siddique et al em 2020 para avaliar a ação antimicrobiana do alho-limão a 1,8% e do hipoclorito de sódio (NaOCl) a 3% em 30 pacientes diagnosticados com periodontite apical assintomática, o alho-limão foi tão eficaz como o hipoclorito de sódio na redução da carga microbiana. Os autores sugeriram que o alho-limão pode ser uma alternativa eficaz ao NAOCL. [130] O extrato de alho é biocompatível e tem demonstrado uma forte atividade antibacteriana. No entanto, o seu odor, sabor desagradável e prazo de validade curto constituem um problema quando utilizado no ambiente oral. Os autores sugeriram a adição de aromatizantes para tornar o sabor mais agradável para o doente. [108]

❖ **Extrato de grainha de uva (Vitis Vinifera) :**

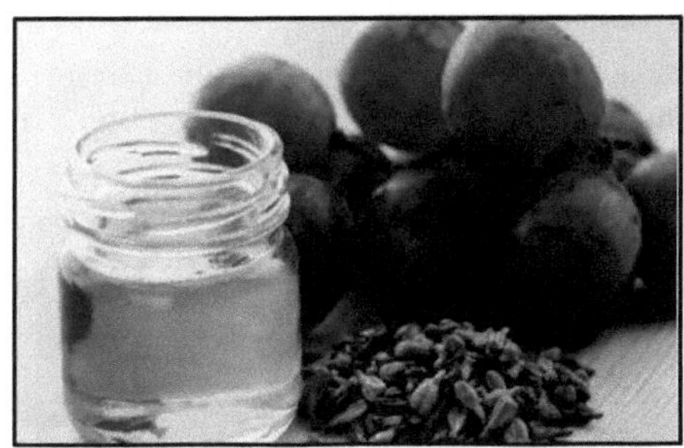

Figura 27: Óleo de grainha de uva [177].

As uvas são um dos frutos mais consumidos em todo o mundo **(Figura 27).** É uma fonte rica em polifenóis, hidratos de carbono e ácidos de frutos. As proantocianidinas (PA) presentes nas grainhas de uva reforçam as fibras de colagénio dos túbulos dentinários e melhoram as propriedades mecânicas da estrutura dentária. São também conhecidas pelas suas propriedades anti-oxidantes, anti-inflamatórias e antibacterianas. [Vários autores compararam o NaOCl e o extrato de grainha de uva como irrigantes endodônticos. Cechin et al, em 2015, observaram que o extrato de grainha de uva a 6,5% tinha uma maior atividade antimicrobiana do que o NaOCL a 2,5% e resultava numa melhoria das propriedades mecânicas das paredes dentinárias, ao contrário do NaOCL, que reduzia a resistência à flexão, à tração e à fratura. [23,40]

Além disso, tem sido relatado na literatura que o extrato de grainha de uva como irrigante produz ligações complexas com a matriz de colagénio da dentina, o que melhora a obturação do canal radicular, enquanto o extrato de grainha de uva como irrigante produz ligações complexas com a matriz de colagénio da dentina, o que melhora a obturação do canal radicular. O NAOCL promove alterações estruturais nos componentes inorgânicos e orgânicos da dentina, em particular no colagénio, aumentando assim o risco de fratura, particularmente nas paredes finas. [23,40] Margono et al, em 2017, investigaram a capacidade do extrato de semente de uva obtido por maceração em diferentes concentrações para remover a camada de smear layer da dentina no terço apical. Os resultados indicaram que o potencial de remoção de smear layer de dentina do extrato de semente de uva foi satisfatório, mas ligeiramente inferior ao EDTA 17% e independente da concentração. [91]

Soligo et al, em 2018, revelaram que o extrato de semente de uva a 50% foi tão eficaz como o NaOCL a 6% na redução de bactérias de condutas infectadas com E.faecalis. [136] As proantocianidinas danificam as células microbianas, alterando a permeabilidade selectiva da membrana, levando à fuga de substâncias intracelulares essenciais. [23] Do mesmo modo, Fallios et al, em 2019, avaliaram a eficácia antimicrobiana do extrato de semente de uva a 6,5% num biofilme de E. Faecalis utilizando microscopia confocal de varrimento a laser (CLSM) em comparação com NAOCL a 5,25% e CHX a 2%. O extrato de grainha de uva mostrou uma proporção significativamente mais elevada de bactérias mortas do que o grupo CHX a 2% **(Figura 28)** [51]. As imagens LBCM da CHX (2%) revelaram que, após 10 minutos de contacto com o biofilme, apenas as camadas superficiais foram ligeiramente afectadas pelo irrigante, enquanto as camadas mais profundas mostraram um biofilme bacteriano vivo. Isto revela uma ação antibiofilme limitada da CHX. **(Figura 29)** [51] No entanto, o grupo NaOCL (5,25%) apresentou o maior número de células mortas2. A capacidade do NaOCL para dissolver a matéria orgânica e atacar a matriz extracelular do biofilme explica os resultados obtidos. **(Figura 30)** [51]

Figura 28: Imagem LBCM do disco de dentina infetado com biofilme de E. Faecalis 21 dias após a exposição ao extrato de grainha de uva (6,5%). [51]

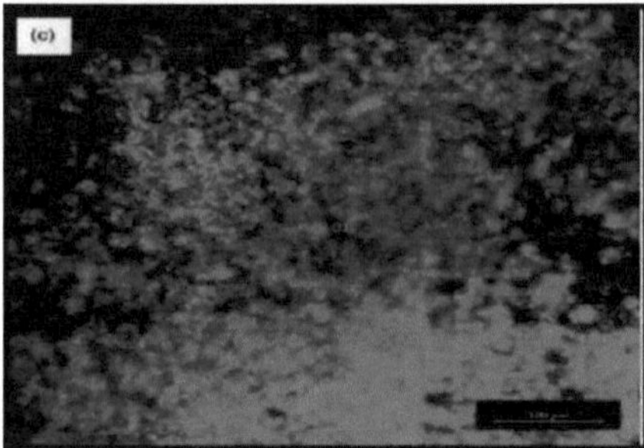

Figura 29: Imagem LBCM do disco de dentina infetado com biofilme de E. Faecalis 21 dias após exposição a CHX (2%). [51]

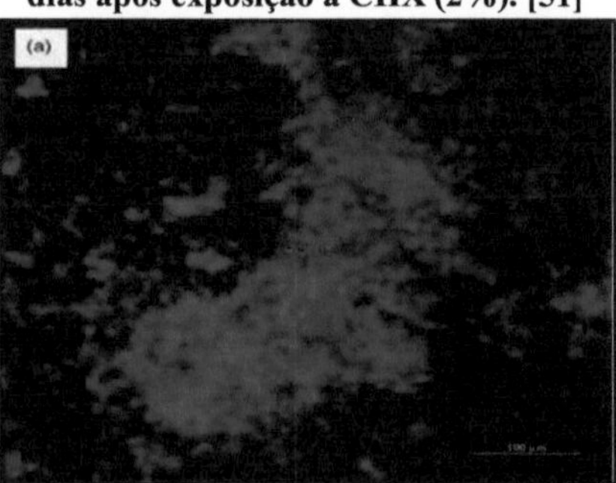

Figura 30: Imagem MCBL do disco de dentina infetado com biofilme de E. Faecalis 21 dias após exposição a NAOCL (5,25%). [51]

Embora este produto natural pareça ser um irrigante endodôntico promissor, ele não preenche todos os critérios para ser um irrigante endodôntico clinicamente eficaz. Por conseguinte, são necessários mais estudos para avaliar a sua capacidade de penetrar nos túbulos dentinários profundos, a sua atividade bactericida contra diferentes espécies do sistema de canais radiculares e a possibilidade de coloração dos dentes. [23]

❖ **Açafrão-da-terra (Curcuma Longa)**

A curcumina (diferuloilmetano), o principal polifenol natural da curcuma, é conhecida pela sua atividade anti-inflamatória, antioxidante, antimicrobiana e anticancerígena[8]. [8] A capacidade antimicrobiana da curcumina é atribuída à sua capacidade de danificar a membrana celular bacteriana e inibir a proliferação celular. [94]

De acordo com Praveenkumar et al em 2013, a curcumina num modelo in vitro mostrou-se eficaz contra as seguintes bactérias: Streptococcus mutans, Actinomyces viscosus, Lactobacillus casei, Porphyromonas gingivalis e Prevotella intermedia. [147]

Em combinação com a terapia fotodinâmica, a preparação aquosa de curcuma revelou um efeito tóxico contra bactérias gram (+) e gram (-) (Haukviv et al em 2010). [33] De acordo com um estudo in vitro realizado por Neelakantan et al em 2013 em dentes humanos extraídos, a curcumina demonstrou ter uma eficácia semelhante à do NaOCl (3%) na erradicação do biofilme de E.faecalis e superior à da CHX (2%). [33]

Do mesmo modo, Neelakantan et al, em 2015, observaram que a curcumina fotoactivada tinha a capacidade de remover o biofilme de E. faecalis das paredes do canal radicular[103]. Uma solução de curcumina activada por luz azul também provou ser um melhor desinfetante contra E. Faecalis, tanto na sua forma planctónica como de biofilme. Além disso, a curcumina não mostrou toxicidade contra células semelhantes a odontoblastos, células indiferenciadas da polpa e células estaminais embrionárias humanas. [147] As principais vantagens da curcumina são a sua disponibilidade, a relação custo-eficácia, o aumento do prazo de validade e a baixa toxicidade. No entanto, até à data, todos os estudos publicados que avaliaram o seu efeito nas bactérias endodônticas foram realizados in vitro e a sua eficácia in vivo continua por determinar [8]. [8]

❖ **Cravinho (Syzygium aromaticum) :**

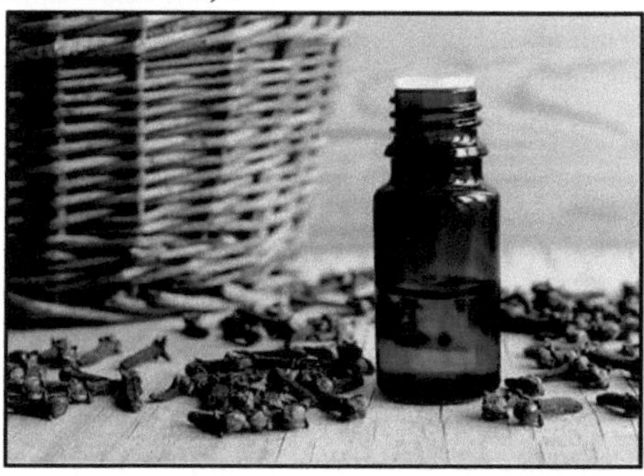

Figura 31: Óleo extraído do cravinho [158].

O cravinho é o botão floral seco e aromático de uma árvore da família Myrtaceae do género Syzygium aromaticum **(Figura 31)**. [61]

O cravinho é utilizado há muito tempo em medicina dentária pelas suas propriedades analgésicas, antifúngicas, antimicrobianas e anti-inflamatórias. [124]

Os óleos essenciais do cravinho são o eugenol, o isoeugenol e a vanilina, que têm efeitos antioxidantes e antibacterianos[33]. [O eugenol, o ingrediente ativo do cravinho, tem um efeito sedativo na inflamação pulpar, razão pela qual é utilizado como medicação entre sessões numa bola de algodão bem torcida (em casos de inflamação pulpar irreversível) na prática diária.

O óxido de zinco foi também combinado com óxido de zinco para formar uma pasta com diferentes aplicações:

- Enchimento temporário da coroa
- Pavimento da cavidade
- Pulpotomia
- Cimento para canal radicular
- Cimento protético
- Compressa anti-séptica em caso de alveolite seca. [124]

O eugenol actua sobre as bactérias sensibilizando a bicamada fosfolipídica da membrana citoplasmática microbiana, levando à morte das células bacterianas. [37] Gupta et al, em 2013, estudaram a eficácia antibacteriana de diferentes concentrações de extractos etanólicos de Ocimum sanctum (Tulsi), Cinnamomum zeylanicum (canela) e Syzygium aromaticum (cravinho) contra E.faecalis em diferentes intervalos de tempo. Foram utilizados o teste de difusão em poços de ágar, o teste de microdiluição e o teste de sensibilidade do biofilme numa membrana de nitrato de celulose e num modelo de dente. Os extractos de O. sanctum, C. zeylanicum e S. aromaticum mostraram efeitos antimicrobianos contra E. faecalis nas formas planctónica e de biofilme, mas NaOCL (3%) foi o mais eficaz de todos os grupos. [61] Um estudo semelhante publicado por Gupta et al em 2016 descobriu que Syzygium aromaticum e Cinnamomum zeylanicum mostraram uma redução bacteriana intracanal de Enterococcus faecalis de 80-85%, enquanto O. Sanctum mostrou apenas uma redução de 70-75%. Em contraste, NaOCl (3%) mostrou uma redução bacteriana de 96-100%. [63] Da mesma forma, estes três extractos de plantas foram selecionados para estudar a sua capacidade de eliminar a camada de esfregaço da dentina em comparação com NaOCL a 3% combinado com EDTA a 17%. As observações SEM revelaram que estes foram eficazes na limpeza das paredes dos canais radiculares apenas quando combinados com EDTA (17%) com a atividade máxima do extrato de S. Aromaticum combinado com EDTA. **(Figura 32)**[60].

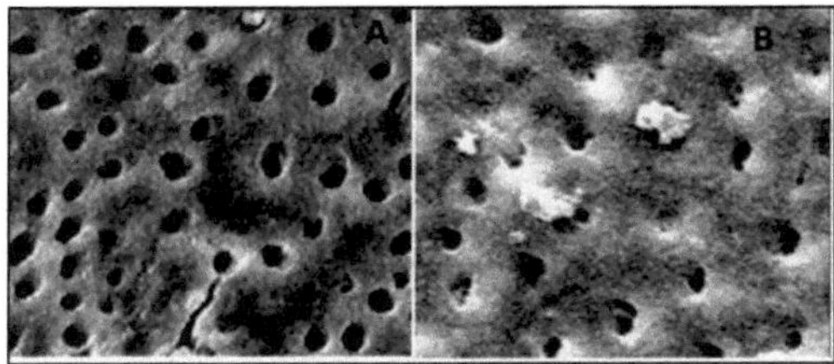

Figura 32:(A): Vista de MEV mostrando a remoção completa da lama dentinária (NaOCL+EDTA); (B): Vista MEV mostrando a remoção parcial da lama dentinária (S. aromaticum +EDTA) (Ampliação*1500) [60].

❖ **Canela (Cinnamomum zeylanicum) :**

A canela do Ceilão (Cinnamomum zeylanicum ou verum) é uma espécie de árvore da família Lauraceae **(Figura 33).** O óleo de canela obtido das folhas e da casca da raiz tem atividade antioxidante, antimutagénica e antimicrobiana, principalmente devido à presença do cinamaldeído, o componente mais ativo. [89]

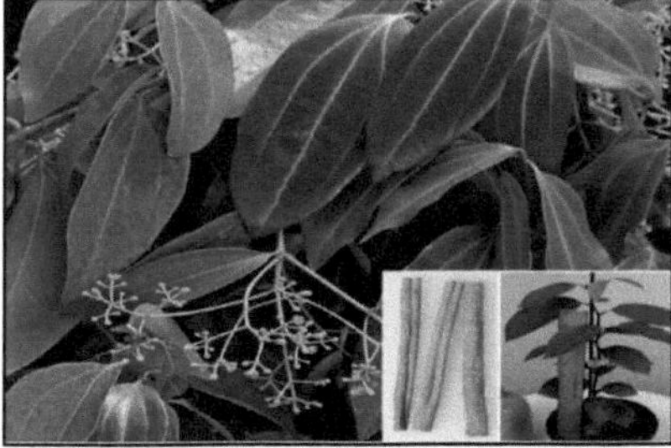

Figura 33: Folhas de canela [170].

O cinamaldeído causa a morte de células microbianas ao inibir a atividade de descarboxilação de aminoácidos na célula, resultando em privação de energia. [89]

Quando o extrato etanólico de canela foi avaliado como irrigante endodôntico em dentes humanos, mostrou uma eficácia máxima contra Candida albicans e uma eficácia mínima contra E. Faecalis, que é superior à curcuma mas inferior ao alho. [108]

Este resultado está de acordo com um estudo efectuado por Bardaji et al em 2015, que revelou que o óleo essencial de canela não inibiu o crescimento de E. Faecalis. No entanto, mostrou atividade moderada contra Fusobacterium nucleatum, Actinomyces naeslundii, Prevotella nigrescens e Streptococcus mutans. [30] Por sua vez, Ala Mahdi et al em 2018 estudaram a atividade antimicrobiana do extrato etanólico de canela (EEC) contra isolados clínicos de patógenos orais (Enterococcus faecalis, Candida albicans, Staphylococcus aureus, Pseudomonas aeruginosa e Streptococcus mutans) em comparação com 5,25% NaOCl. [86]

Verificaram uma atividade antibacteriana satisfatória do extrato de canela a 25% em comparação com o NAOCL a 5,25% para todas as bactérias testadas, exceto para o Staphylococcus aureus, em que o NAOCL produziu uma zona de inibição mais ampla, demonstrando a sua eficácia. Um estudo realizado por Eve Marcoux et al em 2019 avaliou o efeito da nisina, do óleo essencial de canela e de três polifenóis derivados do alcaçuz (licochalcone A, licoricidina e glabridina) na sobrevivência de E. Faecalis, na forma planctónica ou organizada num biofilme. Todos os compostos testados provocaram uma redução da formação de biofilme proporcional à redução do crescimento bacteriano. Em particular, o óleo essencial de canela que provou ser o agente bacteriostático mais potente com uma concentração inibitória mínima (CIM) entre 1,56 e 3,13 µg/mL e um agente bactericida contra E.faecalis com uma concentração bactericida mínima (CBM) de 12,5 µg/mL. [Para avaliar a sua biocompatibilidade, os autores testaram os efeitos dos produtos utilizados em diferentes linhas celulares: células estaminais da papila apical (SCAP), células epiteliais orais (B11) e fibroblastos gengivais (HGF-1). Não observaram qualquer efeito citotóxico significativo dos polifenóis ou da nisina em concentrações eficazes contra E. faecalis. [90]

❖ **Óleo da árvore do chá (Melaleuca alternifolia) :**

A árvore-do-chá (Melaleuca alternifolia) é uma árvore australiana da família Myrtaceae com poderosas propriedades antifúngicas e antimicrobianas **(Figura 34)**.

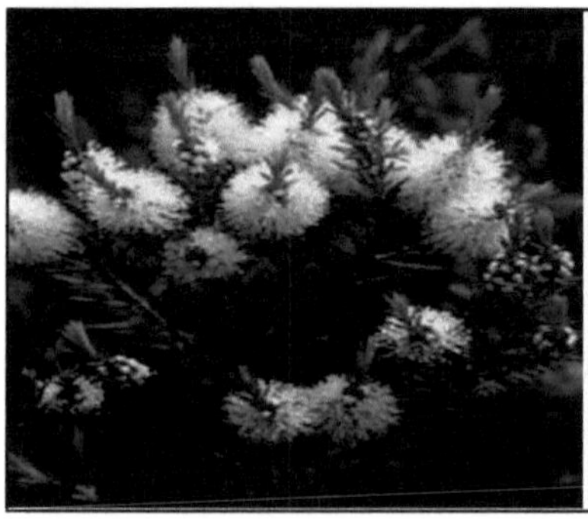

Figura 34: Flores da árvore do chá [34].

De acordo com Neelakantan et al em 2011, o óleo da árvore do chá extraído das folhas de Melaleuca alternifolia tem uma ação solvente suave que pode ser útil na dissolução do tecido pulpar necrótico. [33]

O terpinen-4-ol, um dos principais componentes do óleo da árvore do chá, actua na parede celular bacteriana afectando a permeabilidade da membrana celular, impedindo assim o crescimento bacteriano. [100] De acordo com um estudo que avaliou a eficácia antibacteriana do óleo da árvore do chá, hipoclorito de sódio a 3% e clorexidina a 2% contra E faecalis utilizando o método de difusão em ágar, o óleo da árvore do chá mostrou uma inibição do crescimento bacteriano comparável à do hipoclorito de sódio e da CHX.[80] O estudo também concluiu que o óleo da árvore do chá era mais eficaz do que a CHX na inibição do crescimento bacteriano. O óleo da árvore do chá foi extraído das folhas de Melaleuca alternifolia por destilação e depois preparado para ser miscível e m etanol a 85% a 200°C.

para obter uma concentração de 2% por volume. A concentração recomendada na literatura é de 2,5% a 5%, o que garante um poder antibacteriano sem efeitos tóxicos. [80]

Estes resultados são consistentes com outro estudo realizado por Sinha et al em 2015, em que o óleo da árvore do chá a 2% mostrou uma atividade antimicrobiana significativa contra E faecalis, mas inferior à CHX 2% e NaOCL (5%). [134] Jianyan Qi et al, em 2021, avaliaram o efeito do óleo da árvore do chá no biofilme de E faecalis utilizando microscopia eletrónica de varrimento (SEM) e microscopia confocal de varrimento a laser (CLSM). A concentração inibitória mínima (CIM) e a concentração bactericida mínima (CBM) foram de 0,25% e 0,5%, respetivamente, e a taxa de inibição bacteriana e o tempo de destruição foram dependentes da dose. O estudo revelou que o óleo da árvore do chá foi capaz de inibir a E faecalis destruindo a membrana celular. As imagens SEM e LBCM mostraram que este óleo podia reduzir a agregação bacteriana, a espessura do biofilme e inibir a formação de biofilme. Os autores concluíram que o óleo da árvore do chá tem potencial para ser eficaz contra infecções por E. faecalis. [116] Como o óleo da árvore do chá é fácil de extrair e económico, estes estudos abrem novas vias para a utilização de produtos à base de plantas como irrigantes ou medicamentos para os canais radiculares.

É essencial desenvolver outros estudos com um elevado nível de evidência científica que avaliem a toxicidade do óleo da árvore do chá e a sua biocompatibilidade antes de recomendar a sua utilização clínica. [80]

- **Miswak (Salvadora Persica) :**

Miswak é um pau de mascar tradicional feito a partir da planta Miswak. Salvadora persica **(Figura 35)**. Foi utilizado pelos babilónios durante cerca de sete mil anos para limpar os dentes e ainda é utilizado por algumas pessoas em todo o mundo, particularmente em África, na América do Sul, na Ásia e no Médio Oriente.

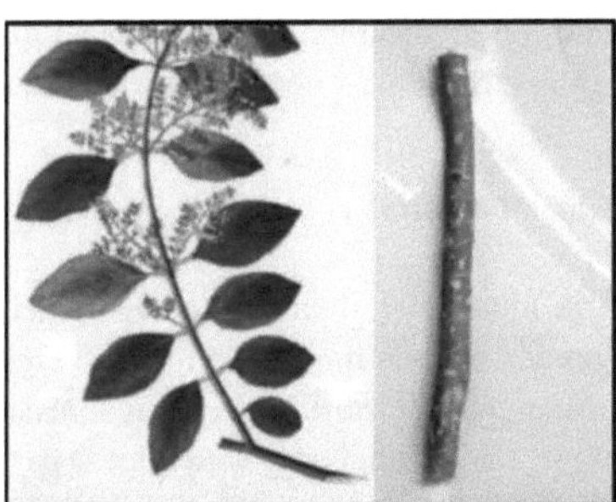

Figura 35: Folhas e raízes de Miswak (Salvadora persica) [13].

Contém vários ingredientes bioactivos. O ingrediente mais importante e eficaz é o isotiocianato de benzilo, um importante óleo volátil antimicrobiano. O cálcio, o cloreto e o flúor presentes no Miswak têm propriedades anti-cariogénicas e previnem a formação de tártaro e a desmineralização dos dentes. A vitamina C também ajuda a curar e reparar os tecidos orais e actua como antioxidante[5]. Vários estudos relataram a eficácia do Meswak no controlo da placa dentária e na prevenção de cáries quando utilizado como escova de dentes, em pastas de dentes ou como elixir bucal[153]. [153] Além disso, os autores sugeriram que a pasta de S. persica pode ser utilizada como um material alternativo para o branqueamento dentário que pode eliminar a descoloração extrínseca. Este facto está relacionado com a presença de cristais no Miswak, conforme revelado pela técnica de espetroscopia de raios X por dispersão de energia. Assim, este último pode atuar como um abrasivo natural. [153]

Outros estudos avaliaram a utilização do extrato de Miswak na irrigação dos canais radiculares.

Al-Sabawi et al em 2007 compararam a atividade antimicrobiana de S. persica, hipoclorito de sódio, clorexidina e solução salina normal in vitro. Os resultados deste estudo mostraram que o extrato alcoólico de Salvadora Persica a 15%, a solução de NaOCL a 5,25% e a CHX a 0,2% tiveram um efeito antimicrobiano significativo contra bactérias aeróbias e anaeróbias recuperadas de dentes com polpas necróticas, enquanto a solução salina normal não teve um efeito antimicrobiano significativo. [20]

No entanto, um estudo recente em 2022 que avaliou o extrato etanólico de SP 10 mg/ml como irrigante endodôntico em comparação com NaOCL a 1% revelou que o extrato etanólico de SP mostrou efeitos citotóxicos e antimicrobianos significativamente mais fracos do que a exposição ao NaOCl[17].

Para além de ser antibacteriano, um irrigante endodôntico deve ser biocompatível. Assim, os autores realizaram um estudo para avaliar o efeito de extractos aquosos e etanólicos de Salvadora persica em diferentes concentrações na proliferação e viabilidade de células estaminais da polpa dentária humana. Os resultados mostraram que concentrações elevadas de extractos etanólicos de SP (1,43-5,75-mg/ml) eram citotóxicas para as células estaminais da polpa dentária humana, enquanto o extrato aquoso de SP em determinadas concentrações (0,08 a 1,43 mg/ml) podia promover a proliferação celular[97]. O extrato de Salvadora persica também foi recomendado como um medicamento intracanal porque mostrou melhores efeitos antibacterianos contra E. faecalis e S. mutans nos dias 3 e 7 do que o hidróxido de cálcio. [5, 27]

❖ **Camomila alemã (Matricaria recutita) :**

A camomila alemã (Matricaria recutita) é uma planta medicinal originária da Europa e da Ásia Ocidental, geralmente tomada por via oral sob a forma de infusão **(Figura 36).** Tem um efeito antibacteriano, anti-inflamatório, antifúngico e analgésico e é capaz de inibir as infecções da cavidade oral, o que a torna um componente ideal para os elixires bucais. [143]

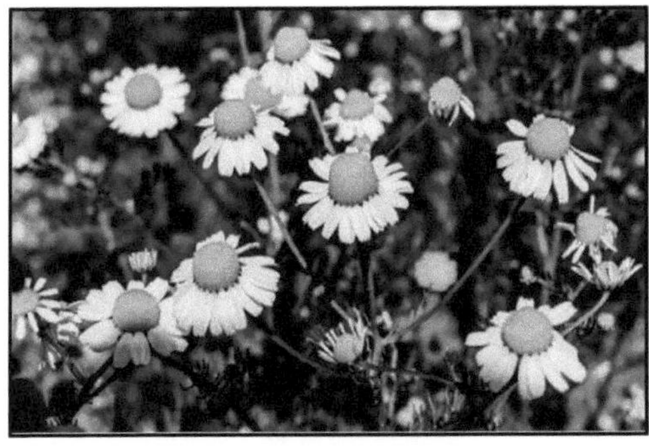

Figura 36: Flores de camomila alemã [166].

Num estudo que avaliou a eficácia do extrato hidroalcoólico de camomila na irrigação endodôntica, verificou-se que a camomila era mais eficaz do que o NaOCL a 2,5% na remoção de lamas dentinárias, mas menos eficaz do que o hipoclorito de sódio combinado com EDTA. [146]

Este resultado está de acordo com um estudo anterior efectuado por Sadr Lahijani et al em 2006. [8] A eliminação da lama dentinária poderia ser explicada pela presença de componentes ácidos como o ácido caprílico, o ácido clorogénico, o ácido o-caumárico e o ácido dihidroxibenzóico no extrato. [146] Outro estudo realizado por J. Sowjanyaa et al em 2017 por análise SEM mostrou que a camomila não mostrou resultados satisfatórios em termos de remoção de lama dentinária em comparação com EDTA 17% **(Figura 37).** [140]

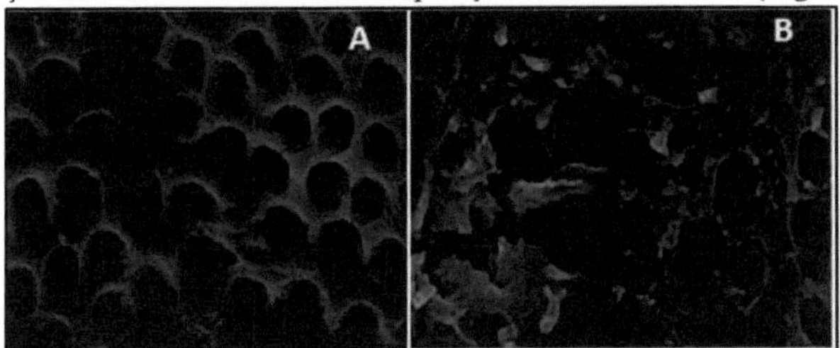

Figura 37: Ampliação da observação SEM (*2000)

(A): Grupo EDTA; (B) Grupo camomila [140].

❖ **Maracujá (Passiflora edulis) :**

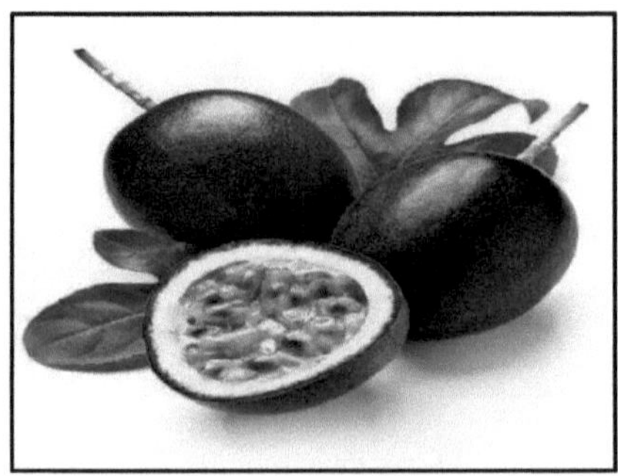

Figura 38: Maracujá [175]

É uma planta trepadeira que pertence à família das Passifloraceae e cresce em regiões tropicais (Figura 38). É muito utilizada na medicina popular na América do Sul. Os constituintes dos vários extractos incluem flavonóides, alcalóides, compostos cianogénicos, glicosídeos, vitaminas, minerais e compostos terpenóides. 147] Esta planta tem propriedades antibacterianas, antifúngicas, anti-hipertensivas e anti-inflamatórias[147]. 147] O extrato de polpa de maracujá demonstrou ser eficaz contra os estreptococos mutans a uma concentração de 40 a 45%[132]. [132] De acordo com um estudo in vitro que avaliou a capacidade antimicrobiana de diferentes concentrações de extrato de maracujá em comparação com solução salina e NaOCl contra E. faecalis, o extrato alcoólico de maracujá a 20% e 30% reduziu significativamente a carga bacteriana. No entanto, o extrato de maracujá a 30% teve um efeito antimicrobiano significativo contra E. faecalis comparável a 5,25% de NaOCL. [54] Da mesma forma, Jayahari et al em 2014 avaliaram a eficácia de diferentes concentrações de extractos aquosos e alcoólicos de sumo de maracujá na remoção de E. Faecalis em comparação com NaOCL. Os extractos foram preparados utilizando uma técnica de maceração a frio. O teste de diluição em caldo revelou um crescimento negativo de E. Faecalis pelo extrato alcoólico a 20% a 30 min, o extrato aquoso a 20% a 1 h, NaOCl 2,5% a 10 min e NaOCl 5,25% a 1 min. Em conclusão, o NaOCl mostrou uma melhor eficácia antibacteriana do que os extractos de maracujá. [76] Não existe investigação in vitro suficiente que avalie a eficácia do maracujá como irrigante dos canais radiculares. Outros estudos devem, portanto, avaliar a segurança e a biocompatibilidade do extrato de maracujá como irrigante antes de o recomendar para uso clínico.

❖ **Goiaba (Psidium Guajava) :**

A goiaba (Psidium Guajava) é uma espécie de árvore de fruto da família Myrtaceae, nativa da América tropical **(Figura 39)**. É uma planta rica em taninos, fenóis, triterpenos, flavonóides, óleos essenciais, saponinas, carotenóides, lectinas, vitaminas e ácidos gordos. Possui propriedades anti-inflamatórias, antimicrobianas, antioxidantes e antimutagénicas. Além disso, as suas folhas são ricas em guajaverina, um flavonoide vegetal que inibe a formação de S. mutans e S. aureus. [143,154]

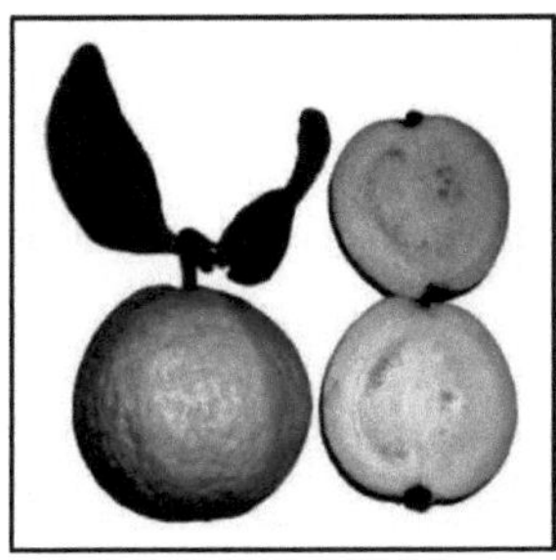

Figura 39: Fruto de goiaba [187].

Os autores relataram a eficácia in vitro do extrato etanólico de folhas de goiabeira contra Streptococcus mutans (S. mutans) e Enterococcus faecalis (E. faecalis). [101] Os taninos presentes nas folhas de goiabeira são compostos polifenólicos que interferem na síntese proteica, exercendo assim uma atividade antibacteriana. Os flavonóides formam complexos com proteínas extracelulares que são solúveis na parede celular bacteriana[101]. [101] Além disso, foi relatado que um extrato de etanol de Psidium guajava a 20% tem uma atividade antimicrobiana muito elevada contra E. Faecalis, que é semelhante à da clorexidina a 2%. [114]

O extrato de folhas de goiabeira em diferentes concentrações mostrou pouco ou nenhum efeito citotóxico e uma elevada atividade antibacteriana contra E.Faecalis, mas inferior ao NaOCL (2,5%) [73]. De acordo com um estudo realizado por Dubey Sandeep em 2015, que avaliou o efeito antibacteriano de alternativas à base de plantas (Emblica officinalis, Psidium Guajava), BioPure MTAD e hipoclorito de sódio a 2,5% contra E. faecalis, foi demonstrado que o BioPure MTAD tem a maior eficácia[47]. Também se concluiu que Emblica officinalis e Psidium guajava são agentes antibacterianos eficazes contra E. Faecalis e podem ser utilizados para reduzir a microflora do canal radicular[47]. [47]

- **Férula Gummosa (Férula Gummosa) :**

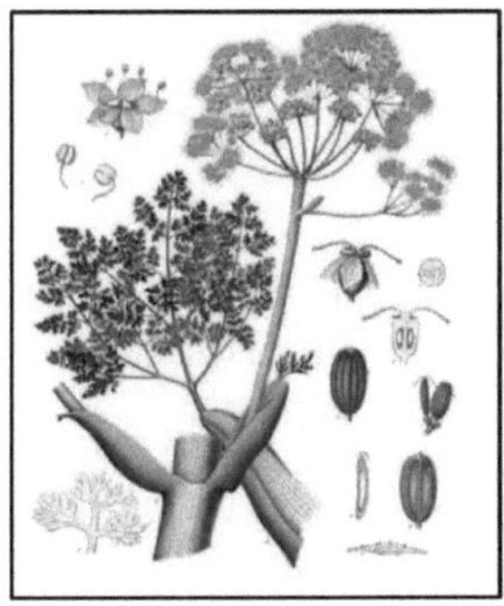

Figura 40: Ferula gummosa [183].

A Gumweed é uma planta herbácea perene da família Apiaceae que cresce amplamente na Ásia Central, na região mediterrânica e noutras partes do mundo. e no Norte de África **(Figura 40).** Foi demonstrado que a planta possui actividades antimicrobianas, antinociceptivas, anti-inflamatórias, anticonvulsivas, antioxidantes e antiespasmódicas favoráveis. [147]

Um estudo realizado por Ghasemi et al em 2005 demonstrou que o óleo essencial (OE) de Ferula gummosa (FG) tinha uma forte atividade antimicrobiana contra bactérias Gram (+) e Gram (-) e também contra candida albicans. [56] Mais tarde, em 2015, Abbaszadegan et al compararam a eficácia antimicrobiana do EO de Ferula gummosa contra E. Faecalis, Streptococcus mitis, Staphylococcus aureus e Candida albicans em comparação com NaOCl 5% e CHX 0,2%. [3] A hidrodestilação dos frutos de Ferula gummosa deu um excelente rendimento de OE de 32%. A cromatografia gasosa/espetrometria de massa (GC/MS) foi utilizada para determinar as composições químicas do óleo, tendo sido reconhecidos 27 constituintes por esta técnica, dos quais o componente principal do óleo foi o p-pineno (51,83%) e os componentes secundários foram o a- pineno, o 83-careno, o p-felandreno e o éter metílico de carvacrol. No entanto, são necessários mais estudos para avaliar a sua eficácia nos biofilmes bacterianos presentes no canal radicular. [3]

- **Carvacrol :**

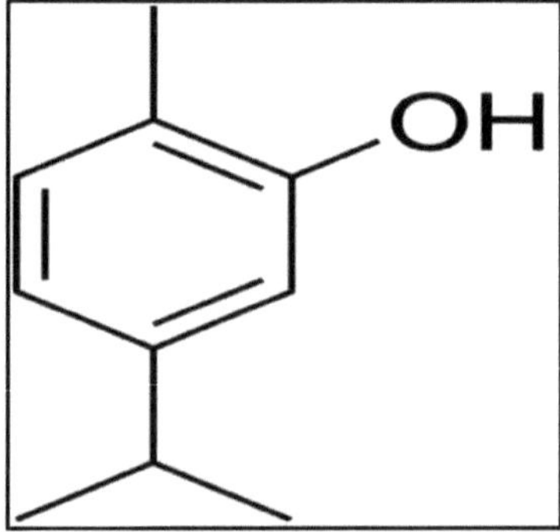

Figura 41: Fórmula química do carvacrol [180].

O carvacrol (2-metil-5-isopropilfenol) é um fenol monoterpeno que se apresenta como um óleo espesso que liberta um odor quente e pungente caraterístico dos orégãos **(figura 41).** [180]O carvacrol é obtido a partir de orégãos (origanum vulgare), tomilho (thymus vulgaris), agrião e monarda. Encontra-se disponível comercialmente em várias empresas, como Sigma Aldrich, Biocore, MP Biochemicals, Life Chemicals e Glentham Life Sciences Ltd [135]. Este extrato de planta é utilizado como aditivo alimentar aprovado pela Food and Drug Administration (FDA) (FDA reg. n.º 172.5151) para prevenir a contaminação bacteriana. [104]

Inibe o crescimento de várias estirpes de bactérias, como Escherichia coli, Bacillus cereus e Pseudomonas aeruginosa. Actua ao romper a membrana celular. Além disso, tem uma atividade antifúngica contra a Candida albicans nos canais radiculares comparável à do NaOCL a 5,25%. [1]

O estudo realizado por Nasrat et al em 2009 revelou que o carvacrol tem uma ação anti-inflamatória e, quando utilizado como irrigante endodôntico a uma concentração de 0,6%, foi capaz de eliminar 99% das bactérias (E. faecalis) em 5 minutos[104]. [104] O carvacrol também tem sido recomendado como medicação intracanal, uma vez que demonstrou ser tão eficaz como o hidróxido de cálcio na eliminação do Enterococcus faecalis. [Dito isto, são necessários mais estudos com um elevado nível de evidência científica para que a sua utilização na prática clínica possa ser aprovada.

- **Outros extractos de plantas**

A murta (Myrtus communis), a noz-moscada (Myristica fragrans), a solução de limão e a solução de Jieeryin também foram brevemente descritas na literatura como alternativas naturais para a irrigação e desinfeção dos canais radiculares.

❖ **A murta: (Myrtus communis)** pertence à família Myrtaceae e distribui-se pelas regiões tropicais **(Figura 42).**

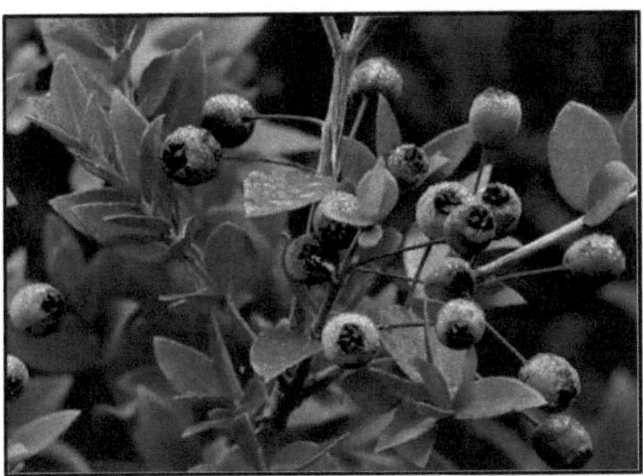

Figura 42: Planta de murta [168].

Em comparação com NaOCL (5%) e CHX (2%), o óleo essencial extraído das folhas de M. communis com uma CIM entre 0,032 e 32 μg/mL foi um agente antimicrobiano eficaz contra microrganismos endodônticos persistentes (E. faecalis, S. aureus e C. albicans). [33] Raja Sulieman, em 2009, avaliou o efeito antibacteriano do extrato alcoólico de Myrtus communis quando utilizado como irrigante endodôntico, os resultados revelaram um efeito antibacteriano significativo em diferentes concentrações, em particular a 35%, comparável a 5,25% de NaOCL. [8]

❖ **Noz-moscada (Myristica fragrans) :**

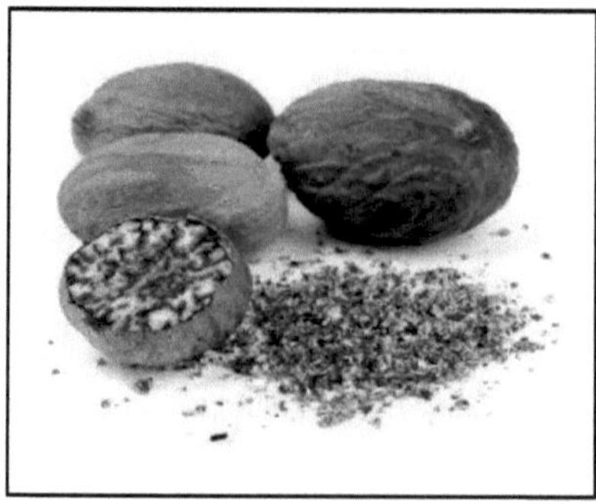

Figura 43: Noz-moscada [173]

Vinothkumar et al, em 2013, avaliaram diferentes extractos de plantas como irrigantes endodônticos contra Enterococcus faecalis e Candida albicans utilizando a reação em cadeia da polimerase quantitativa em tempo real (PCR). A eficácia dos extractos, por ordem decrescente, foi a seguinte Azadirachta indica, Curcuma longa, Myristica fragrans, Terminalia Chebula e Aloe vera. [8] Além disso, de acordo com um estudo realizado por Setty et al em 2020, que avaliou o efeito antimicrobiano do óleo essencial de Myristica fragrans em agentes patogénicos endodônticos envolvidos na periodontite apical primária (Escherichia coli, Staphylococcus aureus, Enterococcus faecalis, Streptococcus mutans, Candida albicans, Lactobacillus casei, Actinomyces viscosus, Prevotella intermedia e Porphyromonas gingivalis), o óleo essencial de M. fragrans foi extraído por hidrodestilação e provou ser eficaz contra todos os microrganismos endodônticos testados. Os componentes activos do óleo essencial de noz-moscada são a miristicina, o ácido mirístico, a trimiristina, a elemicina e o safrol. A sua atividade antibacteriana é atribuída principalmente ao ácido mirístico. [127]

❖ **Solução de limão :**

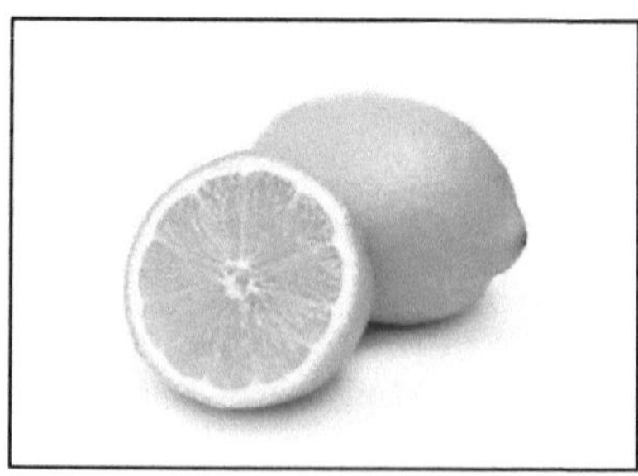

Figura 44: Limão [164]

A solução de limão (pH=2,21) é uma fonte natural de ácido cítrico (pH=1,68) que actua como um agente quelante com menor acidez (Figura 44). [99] O limão foi proposto como um medicamento intracanal devido à sua elevada ação antibacteriana contra E. faecalis, mas o seu comportamento biológico no tecido periapical tem de ser avaliado. (Sawsan T et al ,2004). [135]

❖ **A solução de Jieeryin:**

Uma preparação à base de plantas chinesas. [Graças às suas propriedades desintoxicantes e anti-inflamatórias, a solução de jieeryin a 30%, utilizada em combinação com ultra-sons, foi proposta como alternativa ao hipoclorito de sódio na irrigação dos canais radiculares. [8]

3. Intra- medicação do canal radicular

Para complementar a ação da preparação quimio-mecânica, são introduzidos produtos antibacterianos nos canais radiculares para uma desinfeção adicional. O hidróxido de cálcio em forma de pasta foi sempre considerado um material de referência para a medicação intracanal. O $Ca(OH)_2$ é um agente alcalino e antissético de largo espetro. Actua desnaturando as proteínas da membrana plasmática bacteriana através da ação dos iões hidroxilo. No entanto, não está isento de limitações. O hidróxido de cálcio não é eficaz contra todos os micróbios patogénicos presentes no canal radicular, como o Enterococcus faecalis e a candidas albicans, que estão implicados no insucesso endodôntico. [143,128]O E.faecalis tem a capacidade de resistir ao ambiente alcalino produzido pelo hidróxido de cálcio. Possui uma bomba de protões que bombeia ativamente iões de hidrogénio para neutralizar o ambiente alcalino e manter um PH citoplasmático constante. Além disso, o Ca(OH)2, quando colocado durante mais de 4 semanas em procedimentos de apexificação, reduz a microdureza da dentina, tornando-a propensa à fratura[128]. [128] Tendo em conta as limitações dos produtos químicos atualmente utilizados na prática endodôntica como medicação intracanal, vários materiais naturais e seus derivados têm sido testados como futuras alternativas para esta indicação. [128]

❖ **Casearia sylvestris Swartz :**

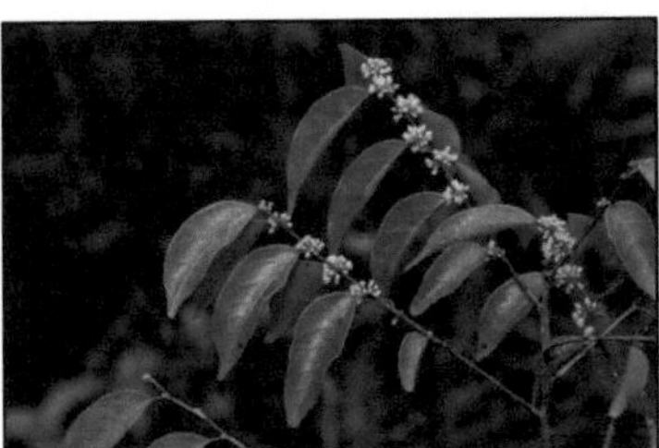

Figura 45: Casearia sylvestris Swartz [165]

A Casearia sylvestris Swartz é uma planta medicinal da família das Salicáceas presente na América tropical e no Brasil. Possui uma atividade anti-inflamatória e antimicrobiana. [80]Com efeito, o extrato alcoólico de C. sylvestris actua na fase aguda da inflamação inibindo a fosfolipase A2, uma enzima pró-inflamatória. [131]Dado o seu efeito anti-inflamatório observado em modelos animais, Da silva et al em 2004 sugeriram que esta planta poderia ser uma boa alternativa como medicamento intracanal. Assim, são necessários estudos aprofundados sobre este assunto. [131]

Em 2017, Cavenago et al adicionaram extractos de propilenoglicol de Casearia sylvestris ao MTA e observaram um aumento do efeito antimicrobiano com um aumento do seu tempo de presa sem prejudicar a biocompatibilidade do MTA. [33]

❖ **Papaína :**

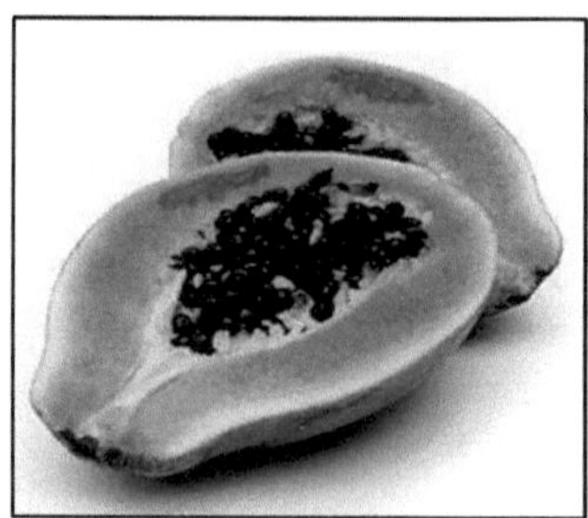

Figura 46: Fruto da papaia [172].

A papaína é uma enzima proteolítica extraída do látex entre a casca e a polpa da papaia. Tem propriedades antibacterianas e anti-inflamatórias significativas. [35] O gel de papaína foi proposto como solução de irrigação devido ao seu poder bactericida contra E. Faecalis e à sua capacidade de dissolver o tecido pulpar, ao contrário da CHX. [112] Bhardwaj et al, em 2012, estudaram a eficácia antimicrobiana de extractos naturais sob a forma de géis de M. citrifolia, papaína, aloé vera, CHX a 2% e hidróxido de cálcio na desinfeção de túbulos dentinários contaminados com E. faecalis. O gel de M. citrifolia (86,2%) mostrou melhor eficácia antimicrobiana do que o gel de aloé vera (78,9%), o gel de papaína (67,3%) e o hidróxido de cálcio (64,3%). No entanto, o gel de clorexidina (2%) mostrou uma atividade antimicrobiana máxima contra E. faecalis. [35]

❖ **Morinda citrifolia :**

A Morinda citrifolia também foi estudada como medicação intracanal. A atividade antimicrobiana do gel de CHX a 2%, própolis, sumo de Morinda citrifolia e hidróxido de cálcio foi avaliada na dentina do canal radicular infetada com E. faecalis a duas profundidades diferentes (200 µm e 400 µm) e em três intervalos de tempo (dia 1, 3 e 5). [81]
Noutro estudo in vitro realizado por Prabhakar et al em 2013, a Morinda Citrifolia foi comparada com a Clorexidina. Os autores descobriram que a Morinda Citrifolia tinha uma atividade antibacteriana significativa, mas inferior a 0,2% de clorexidina após 28 dias. Os autores atribuíram esta atividade antibacteriana à presença de Alizarina, Scopoletina, Acubina e Asperulosídeo. [8] Este resultado é consistente com o estudo efectuado por Bhardwaj et al em 2012, que concluiu que o gel de CHX a 2% apresentou uma inibição de 100% contra E faecalis a profundidades de 200 e 400 µm do dia 1 ao dia 5, em comparação com 86,2% para o gel de Morinda Citrifolia. A eficácia do gel de M. Citrifolia permaneceu a mesma durante o período de 5 dias. [35]

❖ **Tulsi (Ocimum Sanctum ou Ocimum tenuiflorum) :**

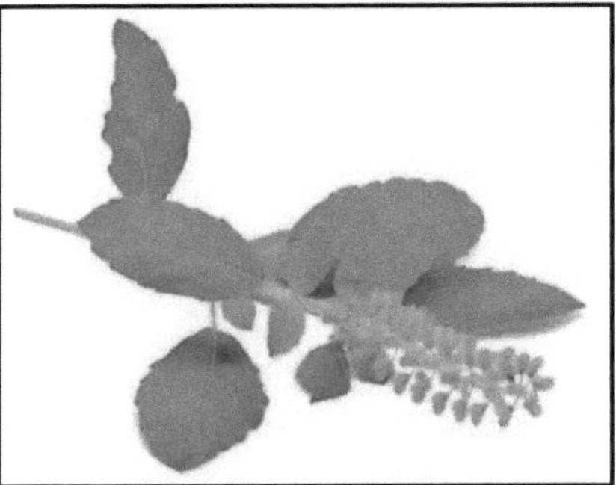

Figura 47: Folhas de Tulsi [161].

O Ocimum Sanctum ou Ocimum tenuiflorum, também conhecido como manjericão tulsi ou manjericão doce, é uma planta herbácea da família Lamiaceae muito cultivada na Índia. Para além das suas propriedades antibacterianas, o Tulsi é anti-inflamatório, altamente biocompatível e não tóxico. [128] O efeito antibacteriano do Tulsi está associado à presença de ácido linoleico, eugenol, carvacrol e ácido linolénico. [41]

Além disso, vários estudos in vitro concluíram que o extrato de Tulsi tinha uma atividade antimicrobiana notável contra E. Faecalis em comparação com a clorexidina a 2% (Gupta et al. 2013, Chandrappa et al. 2015). [128, 41] Contudo, um estudo in vivo realizado por Goldy Rathee et al. em 2020 revelou que os extractos de Tulsi e Neem tinham um efeito antimicrobiano significativo em infecções endodônticas primárias em comparação com a CHX a 2%. Consequentemente, os autores recomendaram a sua utilização na irrigação intracanal e na medicação. [96]

- **Própolis :**

Vários estudos in vitro avaliaram a utilização da própolis como medicamento intracanal devido ao facto de ser um material biocompatível com menor citotoxicidade em comparação com o hidróxido de cálcio (Al Shaher et al, 2004; Madhubala et al, 2011; Mori et al, 2014). [128] De facto, Awawdeh et al, em 2009, observaram que a atividade antimicrobiana de uma solução de própolis a 30% contra espécies de E. Faecalis em 1 e 2 dias era superior à do hidróxido de cálcio[25].

Em 2010, Kandaswamy et al realizaram um estudo para avaliar a atividade antimicrobiana do gel de clorexidina a 2%, própolis, sumo de própolis e sumo de própolis. Morinda citrifolia (MCJ), iodopovidona a 2% (POV-I) versus hidróxido de cálcio na dentina radicular infetada com Enterococcus faecalis a duas profundidades diferentes (200 µm e 400 µm) e em 3 intervalos de tempo (Dia 1, 3 e 5). [81]

Os resultados do estudo mostraram que a própolis tinha uma melhor atividade antimicrobiana do que o $Ca(OH)_2$ e que a CHX a 2% tinha um melhor desempenho do que a própolis. [80]

Além disso, um estudo in vitro realizado por Carbajal et al em 2012 revelou que a própolis era tão eficaz como o gel de CHX a 2% contra E. Faecalis após 14 dias de aplicação e mais eficaz do que o hidróxido de cálcio. No entanto, apenas a CHX (2%) teve uma eficácia antifúngica estatisticamente significativa contra C. albicans. [39]

A própolis também foi proposta como um veículo para o hidróxido de cálcio, uma vez que tem a capacidade de se difundir através dos túbulos dentinários. [29]

Foi demonstrado que os extractos aquosos, etanólicos e hidroalcoólicos de própolis têm propriedades analgésicas e anti-inflamatórias na polpa, inibindo a ciclo-oxigenase-2 e reduzindo a produção de citocinas pró-inflamatórias responsáveis pela dor. [151]

Por conseguinte, Shabbir et al em 2020 realizaram um estudo clínico para avaliar o efeito da pasta de própolis chinesa na dor pós-operatória em comparação com o hidróxido de cálcio (controlo) em diferentes intervalos de tempo em dentes necróticos com imagens peri-apicais. **(Figura 48)** [129]

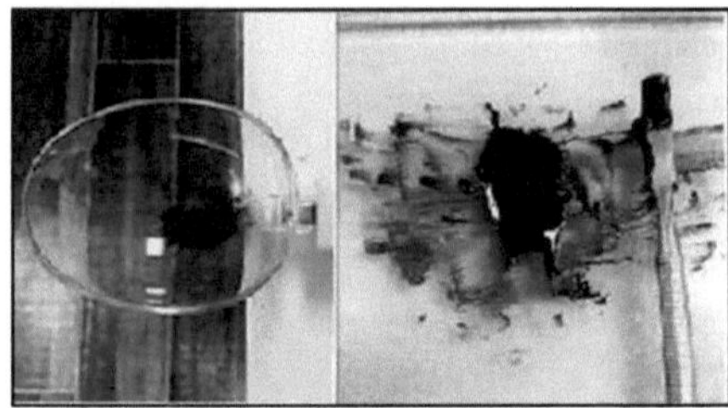

Figura 48: 200 mg de pó de própolis misturado com solução salina [129].

Eles descobriram que o própolis era tão eficaz quanto o hidróxido de cálcio na prevenção da dor endodôntica pós-operatória quando usado como medicação intracanal. **(Figura 49)** [129]

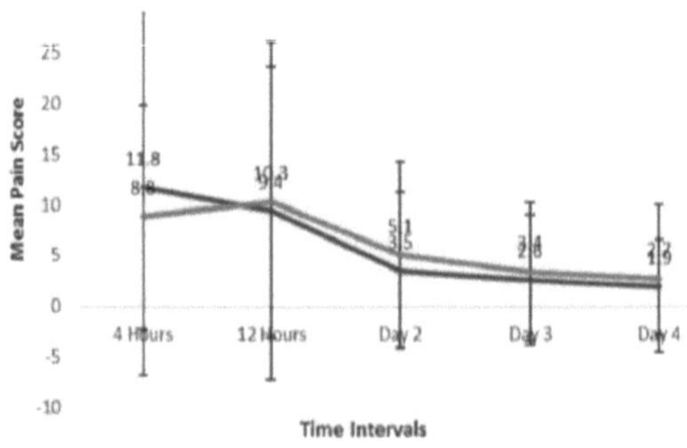

Figura 49: Pontuação da dor em função do tempo [129].

❖ **Azadirachta Indica (Neem)**

Esta planta também tem sido sugerida como um medicamento intracanal.De facto, um estudo que avaliou a desinfeção dos túbulos dentinários utilizando própolis, Azadirachta Indica (extractos alcoólico e aquoso), gel de clorexidina a 2% e hidróxido de cálcio $Ca(OH)_2$ contra o biofilme de Candida Albicans formado no substrato dentário revelou que a própolis e o extrato alcoólico de Azadirachta Indica foram tão eficazes como a clorexidina a 2%, enquanto a Candida Albicans foi resistente ao $Ca(OH)_2$. A presença de constituintes activos como a nimbidina e a nimbolida contribui para a atividade antifúngica da Azadirachta Indica. [79]

Num estudo que avaliou o Neem como um medicamento intracanal, a eficácia antimicrobiana foi identificada utilizando o método de difusão em ágar. A zona de inibição contra E.faecalis foi maior para o grupo do hidróxido de cálcio seguido do extrato de Neem. [118] Este resultado estava de acordo com o estudo de Mittal et al em 2021, em que o hidróxido de cálcio mostrou a atividade antibacteriana mais elevada (5,3 x 104 CFU3/ml), seguido do gel de romã (5,4 x 104 CFU/ml), depois do gel de Neem a 5% (10,2 x104 CFU/ml) e do gel de Tulsi (10,2 x 104 CFU/ml). [95] Investigadores egípcios estudaram o efeito antibacteriano de dois extractos de plantas diferentes: Cinnamomum Zeylanicum (canela) e Azadirachta Indica (Neem) comparados com hidróxido de cálcio como agente intracanal após desinfeção quimio-mecânica. [32] O efeito antibacteriano foi avaliado utilizando o teste de difusão em ágar para contar as unidades formadoras de colónias. Os resultados revelaram que a canela, o Neem e o $Ca(OH)_2$ mostraram uma atividade antibacteriana semelhante contra E. Faecalis após 7 dias de aplicação. [32] A diferença de resultados entre os estudos é atribuída à diferença de metodologia e de concentrações. Embora a Azadirachta Indica tenha sido sugerida como um medicamento irrigante ou intra-ductal in vitro, tem um sabor amargo que pode ser modificado através da adição de adoçantes. São necessários mais estudos clínicos sobre a eficácia do extrato de Neem para testar este produto natural antes de o recomendar para utilização clínica.

❖ **Alho (Allium sativum)**

Para além dos estudos que avaliaram o alho como irrigante endodôntico, alguns autores estudaram a sua eficácia como medicamento intracanal. De facto, Eswar et al, em 2013, observaram que o extrato de alho mostrou uma melhor eficácia antibacteriana em comparação com o $Ca(OH)_2$ contra E. Faecalis, mas inferior à CHX a 2%. [128]

Outro estudo in vitro realizado por Rani et al em 2014 concluiu que o extrato de alho a 5% tinha um efeito inibitório moderado contra Enterococcus faecalis e uma atividade antifúngica máxima contra Candida albicans, seguido de 2% de clorexidina e depois 5% de curcuma. [117]

❖ **Bardana grande (Arctium lappa) :**

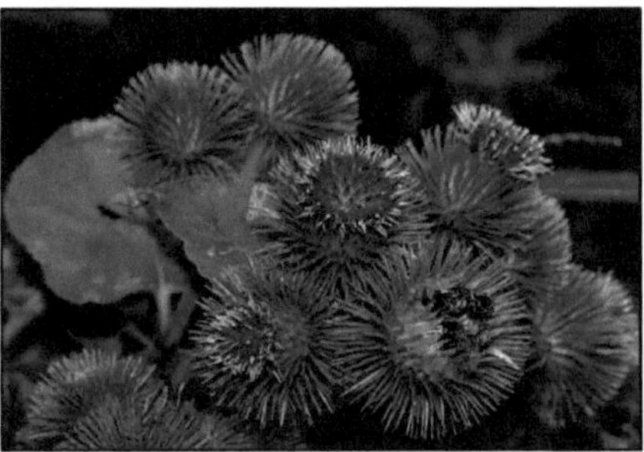

Figura 50:Bardana [184]

A bardana (Arctium lappa) é uma planta da família das Asteraceae, muito utilizada na medicina popular em todo o mundo pelos seus efeitos terapêuticos (**Figura 50**). Tem uma atividade antibacteriana e antifúngica, uma ação diurética, antioxidante e ansiolítica, um efeito de agregação antiplaquetária e uma ação inibidora do VIH. [70]

Para avaliar o potencial antimicrobiano dos extractos brutos das folhas de Arctium lappa contra microrganismos envolvidos na infeção endodôntica (Enterococcus faecalis, Staphylococcus aureus, Pseudomonas aeruginosa, Bacillus subtilis e Candida albicans), Pereira et al, em 2005, realizaram um estudo in vitro que demonstrou que os constituintes de Articum lappa têm um potencial considerável de inibição microbiana contra os microrganismos endodônticos estudados[111]. [111] Um estudo in vitro realizado por Tonea et al em 2006 mostrou que o extrato de uma mistura experimental de pó de raiz de Arctium lappa e gel de Aloe vera foi capaz de inibir microrganismos altamente resistentes, como Enterococcus faecalis e Candida albicans. Foram utilizados antibióticos e antifúngicos específicos como controlos: Amoxicilina com ácido clavulânico para Enterococcus faecalis e Fluconazol para Candida albicans. [144]

Como as bactérias endodônticas estão organizadas em biofilmes, os autores afirmaram que é necessário efetuar mais estudos para determinar o comportamento do produto experimental, não só contra microrganismos isolados, mas também contra comunidades bacterianas complexas. [144]

❖ **Gel de aloé vera :**

O gel de A.Vera tem um efeito inibidor sobre numerosos agentes patogénicos orais, em particular Streptococcus pyogenes, E. faecalis e Candida albicans. Este efeito tem sido atribuído à presença de compostos fenólicos (antraquinonas). [110] De acordo com a literatura, o gel de aloé vera não foi recomendado como irrigante intracanal, uma vez que a sua eficácia sobre a E.faecalis é controversa. No entanto, tem sido utilizado como lubrificante de limas durante a modelação do canal radicular [141]. [141]

Além disso, foi recomendado o estudo do efeito antibacteriano do aloé vera com um tempo de exposição mais longo como medicamento intracanal. [123]

De acordo com um estudo realizado por Bazvand et al em 2013, que comparou a eficácia antibacteriana do Aloé vera, da pasta tri-antibiótica TAP (ciprofloxacina, metronidazol, minociclina), do gel de CHX a 0,2% e da própolis contra E.faecalis, o Aloé vera mostrou uma baixa atividade antibacteriana contra E.faecalis em comparação com os outros produtos utilizados. No entanto, a própolis mostrou uma atividade antibacteriana semelhante à CHX a 0,2% e à pasta tri-antibiótica. [31]

Abbaszadegan et al, em 2016, avaliaram o potencial antibacteriano de duas ervas medicinais em comparação com $Ca(OH)_2$ nos dias 1, 7 e 14. Os óleos essenciais das plantas Zataria multiflora e Aloe vera mostraram uma eficácia antimicrobiana igual contra E. Faecalis, comparável à do $Ca(OH)_2$ durante o tempo de contacto prolongado de 14 dias. [4] No mesmo estudo, o carvacrol, o timol e o linalol foram os principais constituintes de ambos os óleos essenciais. O timol e o carvacrol são mono terpenos naturais que actuam na membrana celular, causando a morte celular, enquanto o linalol é conhecido pelas suas propriedades anti-inflamatórias. [4]

De acordo com um estudo recente, realizado em 2020, que avaliou a eficácia do gel de Aloé vera como medicação intracanal utilizando o método de contagem de unidades formadoras de colónias CFU, este demonstrou ter propriedades antibacterianas superiores às do hidróxido de cálcio no biofilme de E. Faecalis cultivado em dentes extraídos. De facto, o aloé vera tem sido descrito na literatura como um antioxidante natural, biocompatível com o tecido periapical e com um potencial antibacteriano significativo. No entanto, o seu efeito nas propriedades físicas da dentina e na resistência à fratura é desconhecido. [55]

- **Alcaçuz (Glycyrrhiza glabra) :**

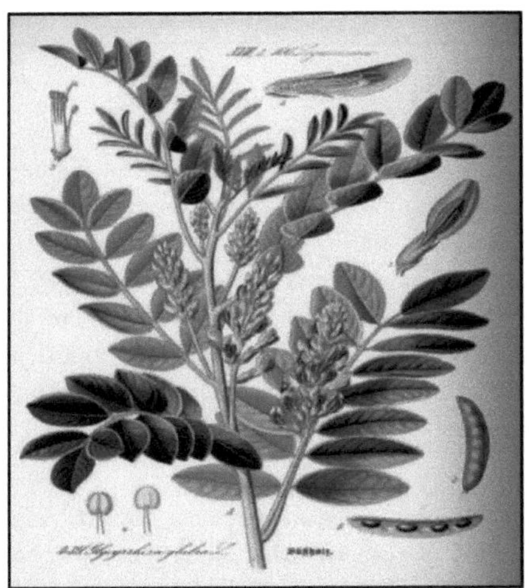

Figura 51: Alcaçuz [188]

O alcaçuz tem efeitos antibacterianos, anti-inflamatórios, antivirais e anti-carcinogénicos[135]. 135] Tem sido utilizado no tratamento de dermatite, eczema e herpes[147]. [147] O extrato etanólico de alcaçuz (Glycyrrhiza glabra) demonstrou uma forte atividade antibacteriana contra Enterococcus faecalis, Streptococcus mutans, Actinomyces viscosus e Streptococcus sanguis. [18] Badr et al., em 2010, mostraram que o extrato de alcaçuz, quando utilizado como medicamento intracanal (sozinho ou em combinação com $Ca(OH)_2$), teve um efeito significativo sobre E. faecalis em comparação com o efeito obtido apenas com $Ca(OH)_2$. Além disso, verificou-se que era biocompatível com fibroblastos e menos tóxico do que o $Ca(OH)_2$ nas células. [133,147]

❖ **Cominhos (Cuminum cyminum) :**

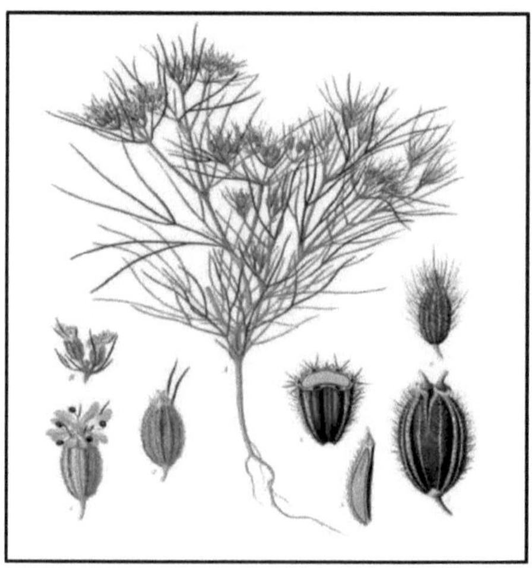

Figura 52: Cominho [182]

O cominho (Cuminum cyminum) é uma planta herbácea da família Apiaceae encontrada na região mediterrânica (Figura 52). Vários estudos de investigação indicaram que o cominho tem propriedades antioxidantes, anti-inflamatórias, analgésicas e antibacterianas. [128] Abbaszadegan et al, em 2016, compararam o óleo essencial (OE) de Cuminum cyminum como medicação intra-radicular versus gel de CHX (2%) em formas planctónicas e de biofilme de bactérias isoladas de dentes com periodontite apical persistente. Os resultados mostraram que o óleo essencial de C. cyminum foi um agente antimicrobiano mais potente do que a CHX contra todos os grupos de microrganismos testados (bactérias aeróbias, aneorobia e E. faecalis). [2]

A atividade antibacteriana do óleo essencial aumenta com o tempo. O seu modo de ação depende da natureza química e das propriedades dos seus compostos activos, em particular da sua propriedade hidrofóbica, que lhes permite penetrar na dupla camada fosfolipídica da membrana plasmática bacteriana. [2]No presente estudo, o óleo essencial de cominho revelou 17 constituintes na sua composição com a predominância de aldeído de cominho e γ -terpineno, α -terpineno, β -pineno e p -cimeno. Além disso, a CIM observada foi de 14-185 µg/mL, um resultado que está de acordo com um estudo anterior que relatou que a CIM do óleo essencial de cominho da Tunísia era de aproximadamente 78-150 µg/mL contra microrganismos Gram-positivos e Gram-negativos, incluindo E. faecalis. [64]

Além disso, os autores observaram que o óxido de cominho, em qualquer concentração, tinha uma toxicidade significativamente menor do que a CHX a 2%. No entanto, não temos conhecimento das possíveis interações entre as propriedades químicas, físicas e farmacológicas deste óleo com os túbulos dentinários ou com os materiais de obturação dos canais radiculares.

Por conseguinte, não podemos recomendar a sua utilização como medicamento intracanal até que sejam efectuados mais estudos com um elevado nível de evidência científica sobre este assunto. [2]

❖ **Óleo de rícino (Ricinus communis) :**

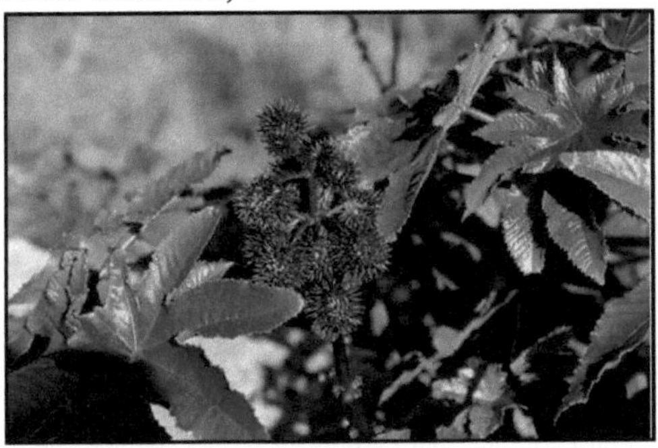

Figura 53: Fábrica de rícino [185].

O óleo de rícino (Ricinus communis) é uma árvore de origem tropical da família Euphorbiaceae **(Figura 53)**. Tem sido proposto em endodontia como um medicamento ou irrigante intracanal[135]. [135] De acordo com Valera et al. em 2013, o óleo de rícino comparado com hipoclorito de sódio a 2,5% e gel de clorexidina a 2% mostrou uma atividade antimicrobiana significativa contra C. albicans e E. faecalis. Além disso, foi observado por Garcia et al, em 2009, que o hidróxido de cálcio misturado com óleo de rícino tinha melhor atividade do que o hidróxido de cálcio misturado com propilenoglicol contra microrganismos normalmente presentes em infecções endodônticas. [135]

4. Reprocessamento endodontia

❖ **Óleo de laranja (Citrus sinensis), óleo de eucalipto (Eucalyptus globulus):**

Como a desobturação endodôntica é um passo importante para o sucesso do retratamento endodôntico, são utilizados diferentes métodos para a remoção do material obturador, que são geralmente classificados como térmicos, mecânicos, químicos ou uma combinação dos três. No que diz respeito à desobturação química, os solventes mais utilizados no passado foram o clorofórmio, o xilol, o eucaliptol e o óleo de terebintina. O xilol e o clorofórmio são tóxicos tanto para o doente como para o profissional. Assim, tem sido recomendada na literatura a sua substituição por óleos essenciais, como o óleo de laranja e o eucaliptol, o principal componente do óleo de eucalipto[143]. [143] Estudos confirmaram que os produtos colocados na câmara pulpar têm acesso ao tecido periapical e ao sistema circulatório através do sistema vascular periodontal. Consequentemente, o óleo de laranja e o eucaliptol têm sido propostos como produtos mais biocompatíveis. [119]

Estudos recentes indicaram que o óleo de laranja, composto principalmente por limoneno, é tão eficaz como o xileno, o clorofórmio e o eucaliptol no amolecimento da guta-percha e na dissolução de selantes endodônticos. [119,143] Além disso, o óleo de laranja demonstrou ser eficaz na dissolução de muitos selantes endodônticos, como os baseados em hidróxido de cálcio (Sealer 26), silício-polidimetilsiloxano (RoekoSeal) e óxido de zinco-eugenol (Endofill e Intrafill) (Martos et al., 2011). [93]

Por seu lado, Kulkarni et al, em 2016, compararam a capacidade do óleo de eucalipto, do óleo de laranja e do óleo de cravinho para dissolver cones de guta-percha revestidos com resina. Os resultados mostraram que o óleo de laranja foi o mais eficaz dos solventes testados. [83] O óleo de laranja está facilmente disponível, é barato, tem um cheiro agradável e possui atividade antibacteriana. De facto, um estudo in vivo realizado por Mohsen et al em 2022 mostrou que o óleo de laranja e o óleo de eucalipto têm as seguintes propriedades antibacterianas contra o biofilme de E. faecalis, comparáveis às dos solventes sintéticos (clorofórmio e xileno) durante o reprocessamento endodôntico. [22]

A ação dissolvente do limão, ao contrário do óleo de laranja, tem sido pouco estudada na literatura. A capacidade dos óleos de toranja, tangerina, lima e limão como solventes para amolecer a guta-percha em procedimentos de reprocessamento endodôntico foi investigada e comparada com o clorofórmio. Os resultados revelaram que o clorofórmio foi significativamente o melhor solvente para amolecer a guta-percha, seguido do óleo de toranja e do óleo de tangerina, depois do óleo de lima e do óleo de limão. [75]

O produto solvente de origem natural mais recomendado na literatura é o óleo de laranja, enquanto o óleo de eucaliptol não é muito utilizado porque não dissolve eficazmente a guta-percha à temperatura ambiente. [148]

5. Obturações de canais radiculares definitivo

Um selamento ineficaz do canal radicular pode levar à penetração de microrganismos e à reinfeção, resultando no fracasso do tratamento endodôntico. Por conseguinte, é importante que o material de selagem do canal radicular tenha uma boa atividade antibacteriana e proporcione uma selagem estanque.

❖ Óleo de copaíba :

As preocupações com a toxicidade e a biocompatibilidade dos cimentos à base de resina levaram os investigadores a desenvolver cimentos à base de plantas para minimizar a toxicidade que pode prejudicar a cicatrização periapical. Neste contexto, Reiznautt et al, em 2020, realizaram um estudo para avaliar as propriedades físico-químicas, a atividade antimicrobiana e a citocompatibilidade de selantes endodônticos à base de resina contendo óleos essenciais de butia capitata ou copaíba. [120]

O material comercial utilizado neste estudo foi uma resina à base de metacrilato: RealSeal™

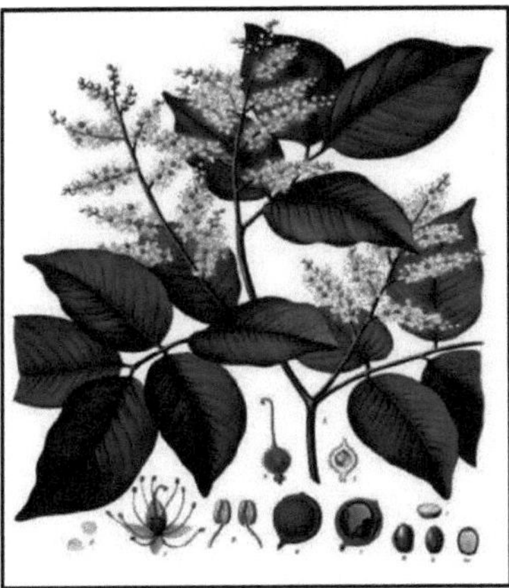

Figura 54: Copaifera officinalis [181].

A copaíba é um extrato natural obtido do tronco da árvore copaifera **(Figura 54).** O óleo essencial do fruto da árvore Butia capitata tem um efeito antimicrobiano atribuído à presença de ácidos gordos de cadeia longa e média na sua composição[120]. [120] No presente estudo, Reiznautt et al verificaram que os selantes testados tinham uma citocompatibilidade satisfatória, efeitos antimicrobianos e propriedades físico-químicas adequadas. Estes materiais contendo óleo natural causaram menos morte celular de fibroblastos em comparação com o RealSeal™. Assim, estes selantes podem ser uma alternativa promissora na prática endodôntica. [120] Num estudo anterior realizado por Garrido et al em 2014, os investigadores desenvolveram um novo selante endodôntico Biosealer [BS] composto por pó e líquido. O pó é composto de óxido de zinco, hidróxido de cálcio, subcarbonato de bismuto e tetraborato de sódio e o líquido é uma resina de óleo de copaíba. [53] O óleo de copaíba tem propriedades anti-inflamatórias, analgésicas, reparadoras, antinociceptivas, antitumorais e antimicrobianas. Os resultados in vitro mostraram que o selante experimental de resina de óleo de copaíba não foi citotóxico p a r a a s células do tipo osteoblastos. No entanto, é necessário efetuar mais testes de toxicidade in vivo antes de recomendar este produto para aplicação clínica. [53]

❖ **Bixa orellana, Mentha piperita e Tagetes minuta :**

Outro estudo, realizado por dos Santos et al. em 2021, avaliou a atividade antimicrobiana e as propriedades físicas de selantes endodônticos experimentais à base de resina com a incorporação de extratos vegetais obtidos das espécies **Bixa orellana (Roucouyer), Mentha piperita (Hortelã-pimenta)** e **Tagetes minuta (Tagetes)**, em concentrações mássicas de 0,5% em peso **(Figura 55,56,57).** Foi utilizada uma referência comercial RealSeal. [46]

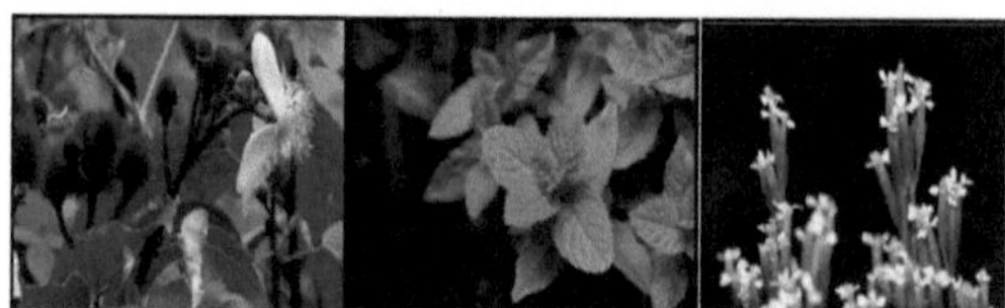

Figura 55: Roucouyer

(Bixa orellana) [162]

Figura 56: Hortelã-pimenta (Mentha piperita) [160].

Figura 57: Tagetes (Tages minuta) [163].

Os autores verificaram que a adição dos extractos de plantas não afectou as propriedades físicas do RealSeal. Além disso, todos os extractos mostraram um efeito antibacteriano contra E. faecalis. A atividade antibacteriana da Bixa orellana é atribuída à presença de alcalóides e flavonóides e à sua capacidade de romper as membranas bacterianas. A sua atividade antibacteriana é atribuída à presença de alcalóides e flavonóides e à sua capacidade de romper as membranas bacterianas. No caso da Mentha piperita, estudos demonstraram a inibição de microrganismos como Escherichia coli, Staphylococcus aureus e C. albicans, mesmo em concentrações baixas. As actividades antimicrobianas da Mentha piperita e da Tagetes minuta foram atribuídas a níveis elevados de monoterpenos, exibindo atividade antimicrobiana contra bactérias Gram (+) e Gram (-)[46]. À luz destes resultados, dos Santos et al concluíram que estes selantes experimentais são promissores como novos selantes à base de plantas. No entanto, são necessários mais estudos. [46]

❖ **Uncaria tomentosa (Unha de gato) :**

A Uncaria tomentosa (UT), também conhecida como "unha-de-gato", é uma planta de origem amazónica pertencente à família Rubiaceae, conhecida pelas suas propriedades antioxidantes, antimicrobianas, antineoplásicas, imunomoduladoras, anti-retrovirais e anti-inflamatórias[44]. [44] Em medicina dentária, esta substância mostrou resultados promissores no tratamento da candidíase oral, uma atividade antibacteriana que demonstrou reduzir o risco de infeção. eficaz contra agentes patogénicos orais humanos como Enterococcus faecalis, Staphylococcus aureus e Candida albicans. [68] Também foi estudado na forma de gel durante a fase de limpeza e moldagem, ou como complemento do cimento obturador durante a obturação do canal radicular. Herrera et al, em 2016, observaram uma redução semelhante na carga bacteriana para CHX a 2%, gel de UT a 2% e hipoclorito de sódio a 2% em dentina contaminada com E. Faecalis. [67] Além disso, os autores observaram que tanto o gel UT como a CHX mantiveram as suas propriedades antibacterianas até 7 dias após a aplicação. Esta propriedade é conhecida como substantividade [67]. [67] Investigadores brasileiros avaliaram a citotoxicidade, as propriedades antimicrobianas e físico-químicas de selantes de canais radiculares após a incorporação de 2% e 5%, respetivamente, de Uncaria tomentosa (UT). Os resultados deste estudo mostraram que a incorporação da Uncaria tomentosa diminuiu a citotoxicidade e aumentou a ação antimicrobiana dos cimentos dos canais radiculares, sem comprometer as suas propriedades físico-químicas originais. [38]

São necessários mais estudos para determinar se os resultados actuais do AH Plus e do MTA Fillapex são reproduzíveis para outros tipos de selantes endodônticos. [38]

6. Avulsão dentária pós-traumática

O prognóstico de um dente reimplantado depende do tempo extra-alveolar e do meio de armazenamento. No entanto, a capacidade do meio de armazenamento para preservar a vitalidade das células do ligamento periodontal (PDL) ligadas à superfície da raiz provou ser um fator chave. Foram descritos na literatura vários meios de armazenamento, tais como água da torneira, saliva, soro fisiológico, leite, meios de cultura (Viaspan e solução salina equilibrada de Hank (HBSS)). No entanto, estes meios apresentam certas limitações. [59] Na procura de novos meios de armazenamento, mais seguros e biocompatíveis, vários autores estudaram produtos à base de plantas como meios de armazenamento para dentes avulsionados.

❖ Água de coco :

Em 2008, Gopikrishna et al realizaram um estudo para avaliar o potencial de um novo meio de armazenamento, a água de coco, para manter a viabilidade das células do ligamento periodontal (PDL) em dentes avulsionados simulados. [A água de coco (Cocos nucifera L.) é uma solução hipotónica natural, biologicamente pura e estéril. Os dentes experimentais foram mantidos secos durante 30 minutos e depois imersos em 1 de 3 meios: água de coco (AC), solução salina equilibrada de Hank (HBSS) e leite; 30 minutos representam um cenário clínico típico durante o qual o dente avulsionado pode permanecer seco antes de ser colocado num meio de armazenamento. Os dentes foram então tratados com Dispase grau II e colagenase durante 30 minutos. As células PDL viáveis foram então contadas utilizando um hemocitómetro. A água de coco demonstrou manter significativamente mais células PDL viáveis do que o HBSS ou o leite. O resultado deste estudo é atribuído à composição da água de coco, rica em proteínas, aminoácidos, vitaminas e minerais. [59] Como a osmolaridade do meio de transporte é um fator importante na manutenção da vitalidade das células PDL, foi referido que o crescimento das células PDL pode ocorrer numa gama de 230 a 400 mOsm/l e num pH de (6,6 a 7,8). No presente estudo, a osmolaridade do HBSS, do leite e da água de coco foi de 295 mOsm/L, 232 mOsm/L e 372 mOsm/L, respetivamente. [59] Da mesma forma, Souza et al em 2016 observaram que a água de coco natural foi significativamente melhor na manutenção da viabilidade celular em comparação com a solução salina balanceada de Hank, água de coco industrializada e leite. [139]

❖ Própolis :

Buttke & Trope, em 2003, relataram que o sucesso do reimplante pode ser aumentado se os dentes avulsionados forem mantidos em um meio contendo um ou mais antioxidantes. Vários autores demonstraram que a própolis possui propriedades antioxidantes (Al-Shaher et al. 2004, Martin & Pileggi 2004), além de conter ferro e zinco, que são importantes para a síntese de colágeno e podem aumentar o efeito cicatrizante do tecido epitelial. De acordo com um estudo realizado por Martin et al em 2004, a própolis demonstrou manter mais células viáveis do ligamento periodontal do que o leite, HBSS e soro fisiológico. [92] Do mesmo modo, Ozan et al, em 2007, comparando uma solução de própolis com HBSS e leite, verificaram que a própolis é um meio de armazenamento mais eficaz do que os outros grupos. A viabilidade das células PDL foi avaliada pela coloração com azul de tripano, que é considerada um dos métodos mais exactos de deteção de células vivas remanescentes [106]. [106] Mahal et al, em 2012, observaram que não havia diferença significativa entre HBSS, clara de ovo e própolis na manutenção da viabilidade celular. De facto, a clara de ovo é um bom meio de conservação devido ao seu elevado teor de proteínas, vitaminas e água e à ausência de contaminação bacteriana. [85]

Por outro lado, Gjertsen et al, em 2011, realizaram um estudo in vitro para avaliar não só o efeito da própolis na viabilidade dos fibroblastos do ligamento periodontal, mas também a sua proliferação. Observaram que a própolis diminuiu a apoptose e também aumentou a atividade metabólica e a proliferação de células PDL. [58] A própolis tem mostrado resultados promissores como meio de preservação de dentes avulsionados após trauma. No entanto, são necessários mais estudos para determinar uma fórmula padrão para uso terapêutico.

- **Aloé vera :**

De acordo com um estudo in vitro que avaliou a atividade antioxidante do aloé vera utilizado para preservar a vitalidade das células do ligamento periodontal de um dente permanente imaturo expulso, os resultados mostraram que o aloé vera tem um efeito antioxidante e que os extractos de gel de aloé vera em concentrações de 5 a 20% foram capazes de preservar até 95% da vitalidade das células do ligamento periodontal durante 24 horas e até 65% durante 72 horas a uma concentração de 50%. [69] Além disso, a capacidade do extrato de Aloé Vera a 10%, 30% e 50% para manter a viabilidade das células PDL foi confirmada por Badakhsh et al em 2014. [28] Embora estes estudos in vitro tenham revelado a eficácia do extrato de Aloé vera na manutenção de células PDL viáveis, é essencial mais investigação para determinar a sua capacidade de reduzir ou prevenir complicações que podem surgir após o reimplante, tais como reabsorções radiculares.

- **Chá verde :**

O chá verde foi selecionado como meio para o tratamento de dentes avulsionados devido às suas propriedades anti-inflamatórias, antimicrobianas e antioxidantes específicas. Contém também elementos essenciais para o crescimento celular, tais como cálcio, magnésio, selénio, zinco, ferro e flúor, bem como certos hidratos de carbono, tais como glucose, frutose, sacarose e vitaminas B, C e E [72]. O extrato de chá verde foi considerado tão eficaz como o HBSS na manutenção da vitalidade das células PDL e mais eficaz do que o leite. [72]

Por seu lado, Bharath et al, em 2015, compararam a eficácia de quatro meios de conservação (solução salina equilibrada de Hank, solução de Ringer com lactato, água de coco tenra e extrato de chá verde) na manutenção da viabilidade das células periodontais humanas em diferentes intervalos de tempo 15,30, 60 e 90 min. Foi demonstrado que não houve diferença na viabilidade celular entre os quatro meios até um período de 60 minutos, enquanto o extrato de chá verde mostrou uma menor viabilidade celular após 90 minutos. [34]

Os produtos naturais têm demonstrado bons resultados na preservação da vitalidade das células do LPD em dentes expelidos. No entanto, considerando outros critérios na escolha do melhor meio de preservação para dentes avulsionados, como disponibilidade e custo-benefício, o meio mais recomendado na literatura foi o leite, seguido do HBSS. [7]

7. Regeneração endodontia

❖ Morinda citrifolia :

No contexto da regeneração endodôntica, onde o objetivo é restabelecer um ambiente favorável ao recrutamento, migração e proliferação celular, recomenda-se a utilização de soluções de irrigação que proporcionem uma desinfeção ótima, permitindo ao mesmo tempo a sobrevivência das células estaminais progenitoras.De facto, tem sido relatado na literatura que 5% de NAOCL e 2% de CHX têm um efeito citotóxico nas células estaminais (Martin et al, 2014 Widbiller et al, 2019). Por conseguinte, foi recomendada a utilização de uma concentração baixa de 1,5% de NaOCl em procedimentos de regeneração (Martin et al., 2014 Trevino et al., 2011). No entanto, permanece a controvérsia sobre a capacidade das baixas concentrações de NaOCl para erradicar completamente os biofilmes infetados (Ma et al, 2015 Tagelsir et al, 2016). [90,94]

Por isso, é importante procurar produtos antimicrobianos alternativos de origem natural. Neste contexto, Al Moghazy et al, em 2018, realizaram um estudo que visava comparar o efeito de diferentes soluções de irrigação, incluindo Morinda citrifolia (MC) como irrigante natural na fixação de células estaminais da polpa dentária humana às paredes de dentina do canal radicular, utilizando microscopia eletrónica de varrimento (SEM). O grupo MC com EDTA (17%) apresentou uma contagem média de células estatisticamente significativa mais elevada em comparação com o MC isolado, o grupo NaOCL 5,25% e o grupo NaOCL 5,25% combinado com 17% de EDTA. O EDTA desmineraliza superficialmente as paredes dentinárias das raízes, permitindo a libertação de factores de crescimento imobilizados na matriz da dentina. Estes factores de crescimento irão promover a neoangiogénese e, secundariamente, participar no recrutamento, proliferação, sobrevivência e diferenciação das células estaminais envolvidas no processo de regeneração. No final deste estudo, concluiu-se que esta combinação (MC e EDTA) promove a adesão e fixação das células estaminais pulpares às paredes do canal radicular, daí a utilidade da utilização da Morinda citrifolia como solução de irrigação na futura prática endodôntica regenerativa. [14]

❖ Crisina :

A crisina (5,7-dihidroxiflavona) é um flavonoide natural que é considerado um ingrediente ativo do mel, do maracujá, da trombeta indiana e da própolis europeia[16]. [16] Os flavonóides fazem parte da família dos polifenóis bioactivos que existem no reino vegetal. A crisina demonstrou ter atividade antibacteriana e anti-inflamatória e induzir a diferenciação osteogénica e a mineralização. Esta última propriedade é essencial para o espessamento da parede dentinária, o desenvolvimento da raiz e o fecho apical. Devido a estas propriedades interessantes, foi realizado um estudo para avaliar a crisina quanto às suas propriedades antioxidantes, anti-inflamatórias e de mineralização em células estaminais da polpa dentária (DPSC). [16]

Para ultrapassar as limitações da crisina, esta foi carregada em estruturas de policaprolactona-gelatina. A poli (ε-caprolactona) (PCL) é um polímero biodegradável e biocompatível com várias aplicações na medicina regenerativa e a gelatina é um polímero natural que induz a colonização das DPSC e a revascularização do tecido pulpar. [16] Os resultados do estudo mostraram que os suportes carregados com crisina têm atividade antibacteriana contra 4 estirpes bacterianas (Acinetobacterbaumannii, Pseudomonasaeruginosa, Staphylococcus aureus e Enterococcus faecalis) envolvidas na infeção endodôntica, para além de atividade anti-oxidante e anti-inflamatória. [Durante a dentinogénese, as células estaminais indiferenciadas da polpa dentária diferenciam-se em odontoblastos, que sintetizam colagénio tipo 1 e fosfatase alcalina. Estes resultados indicam que a crisina pode promover a diferenciação odontoblástica das células estaminais da polpa dentária, para além de eliminar a infeção e a inflamação, tornando-a uma alternativa promissora para a regeneração do complexo dentina-polpa. [16]

❖ **Própolis :**

De acordo com um estudo realizado por El-Tayeb et al, em 2019, que avaliou a atividade antibacteriana da própolis e a sua capacidade de promover a regeneração endodôntica de dentes permanentes imaturos necróticos em cães, quando utilizada como tampão do canal radicular após revascularização, os resultados mostraram que não houve diferença significativa entre os grupos tratados com pasta antibiótica tripla (TAP) e pasta de própolis em termos de eficácia antibacteriana. [49]

A pasta antibiótica tripla que contém minociclina, metronidazol e ciprofloxacina tem como potenciais efeitos secundários a descoloração dos dentes e também provoca a desmineralização da dentina, aumentando o risco de fratura. Além disso, em concentrações elevadas, tem um efeito sobre as células estaminais da polpa, dificultando o processo de regeneração. [94,143]

Por conseguinte, o própolis foi utilizado no presente estudo como um medicamento alternativo intra-canal devido às suas propriedades anti-inflamatórias, antibacterianas e de biocompatibilidade. [49]

Após um período de desinfeção de 3 semanas, a revascularização foi induzida em todos os dentes experimentais. Os grupos tratados com própolis e MTA mostraram uma resposta semelhante em termos de aumento do comprimento da raiz e da espessura da dentina, formação de novo tecido duro e formação de tecido vital dentro do canal pulpar. [49]

Um estudo efectuado por Pagliarin et al em 2016 mostrou resultados semelhantes. De facto, não houve diferenças estatisticamente significativas entre os grupos experimentais na formação de novos tecidos mineralizados e no desenvolvimento posterior da raiz. No entanto, o grupo própolis apresentou mais tecido vital nos canais radiculares (100%) do que o grupo TAP (70%). Os autores atribuíram este resultado ao facto de a pasta de própolis ter uma toxicidade mínima e, por conseguinte, induzir a proliferação celular. Os novos tecidos formados no interior do canal radicular apresentaram caraterísticas semelhantes ao cemento, osso e ligamento periodontal. [107]

Os resultados destes estudos mostraram que a pasta de própolis pode ser um substituto da pasta antibiótica tripla e do MTA no procedimento de revascularização de dentes permanentes imaturos, com a vantagem de não causar discromia nos dentes. Recomenda-se, portanto, a realização de estudos semelhantes em humanos. [49,107]

❖ **Curcumina :**

Sinjari et al, em 2019, estudaram o contacto direto de nanocarreadores de lipossomas carregados de curcumina com células estaminais da polpa dentária na presença de monómeros hidrofílicos (metacrilato de 2-hidroxietilo) HEMA [94]. [94] Os resultados indicaram que estes últimos são capazes de bloquear a secreção de citocinas inflamatórias através da inibição da cascata de sinalização NFkB/ERK/ pERK e estimular a proliferação de células estaminais, mas não estão envolvidos na diferenciação odontoblástica. Além disso, Alipour et al, em 2021, avaliaram a capacidade da estrutura de policaprolactona (PCL)-Gelatina carregada com curcumina para reduzir a infeção e a inflamação, para além de induzir a mineralização durante a cicatrização do complexo dentina-polpa. [15] Os resultados mostraram que a estrutura PCL/Gelatina/Curcumina tinha efeitos antibacterianos, antioxidantes e anti-inflamatórios, inibindo o fator de necrose tumoral a e o DCF das células estaminais inflamadas da polpa dentária humana (hDPSCs). Além disso, o material carregado com curcumina proporcionou uma estrutura adequada para a fixação e proliferação de células estaminais. [15]

8. Regeneração óssea em cirurgia endodôntica

A cirurgia endodôntica é geralmente indicada em casos de tratamento falhado ou retratamento endodôntico ortógrado de dentes com lesões apicais. [33]

No que diz respeito à regeneração óssea, quase não existem estudos que avaliem diretamente a utilização de plantas na cirurgia apical. No entanto, existem estudos que avaliaram a aplicação de produtos naturais na regeneração óssea.

❖ **Própolis :**

De acordo com um estudo realizado por Yuanita et al em 2018 que teve como objetivo investigar a própolis como um potencial fármaco intracanal natural para a prevenção da reabsorção óssea da periodontite apical crónica induzida em ratos Wistar, os resultados mostraram que a própolis aumentou a expressão de osteoprotegerina (OPG) (um potencial inibidor da osteoclastogénese) e diminuiu o número de osteoclastos. De facto, a OPG inibe a diferenciação dos osteoclastos ligando-se ao RANK com elevada afinidade, impedindo assim o RANKL de se ligar ao seu recetor cognato, o RANK. [155]
Do mesmo modo, um estudo anterior realizado por Anhangari et al em 2013 demonstrou que o éster fenetil do ácido cafeico, um componente principal da própolis, tem a capacidade de inibir a atividade dos osteoclastos através da supressão do fator nuclear kappa B, que é ativado na osteoclastogénese. [33]
Além disso, Zohery et al, em 2018, compararam a eficácia da própolis egípcia com o enxerto de nanohidroxiapatita na regeneração de defeitos de furca em cães. Os resultados indicaram um aumento significativo da altura óssea inter-radicular com elevada atividade osteoblástica para o grupo colagénio/propólis em comparação com o grupo colagénio/nanohidroxiapatite. [156]
A própolis, através da sua ação antioxidante e capacidade de potenciar a proliferação celular e inibir a reabsorção óssea, provou ser um material osteocondutor e osteindutor que pode ser utilizado para a gestão de defeitos ósseos. [156]

❖ Acemannan :

O acemannan é uma polimanose acetilada (1-4) extraída do gel de Aloe vera. De acordo com um estudo que avaliou o efeito da esponja de acemannan na proliferação, diferenciação, síntese de matriz extracelular e formação de células estromais primárias da medula óssea num modelo de extração dentária em ratos, os resultados in vivo mostraram que os grupos tratados com acemannan apresentavam uma densidade mineral óssea mais elevada e uma cicatrização óssea mais rápida em comparação com os controlos não tratados com acemannan. Os autores concluíram que o acemannan poderia ser um biomaterial natural com potencial para a regeneração óssea. Para além disso, o acemannan também acelerou a formação de novo osso alveolar, cemento e ligamento periodontal em defeitos de furca de classe II em caninos. [142] Dois ensaios aleatórios controlados com um período de observação de 12 meses avaliaram a regeneração óssea após o tratamento com a esponja de acemannan após a extração dentária e a cirurgia apical, respetivamente. [84,149] Os resultados das avaliações radiográficas mostraram que a utilização da esponja de acemannan melhorou significativamente a taxa de cicatrização óssea sem quaisquer efeitos secundários. No seguimento de 3 meses, a redução do volume dos defeitos ósseos nos grupos com acemannan foi maior do que no grupo de controlo (sem esponja de acemannan), e foram observados resultados semelhantes aos 6 e 12 meses. O acemannan demonstrou ser um biomaterial osteoindutor que pode ser utilizado com segurança na cirurgia apical. No entanto, recomenda-se um período de observação mais longo, até 5 anos após a cirurgia apical. De facto, isso confirmaria claramente a eficácia e a segurança da utilização da esponja de acemannan. [84]

Tabela 1: Áreas de utilização de plantas em endodontia e exemplos de plantas que podem ser utilizadas para cada indicação, de acordo com a literatura.

Indicação clínica-Exemplos de plantas Preservação da vitalidade da polpa própolis acemannan	
Óleo de Nigella (Nigella sativa) Açafrão-da-terra (Curcuma Longa) Tomilho (Thymus vulgaris) Óleo de Allium Sativum (alho) Gel de Aloé Vera	
Irrigação do canal radicular - Morinda Citrifolia Própolis Azadirachta Indica (Neem) Trifala Chá verde (Camellia Sinensis) Acácia Nilotica Alho (Allium Sativum) Extrato de grainha de uva (Vitis Vinifera) Açafrão-da-terra (Curcuma Longa) Cravinho (Syzygium aromaticum) Canela (Cinnamomum zeylanicum) Óleo da árvore do chá (Melaleuca alternifolia) Meswak (Salvadora Persica) Camomila alemã (Matricaria recutita) Maracujá (Passiflora edulis) Goiaba (Psidium Guajava) FéruleGommeus(FérulaGummosa) Carvacrol Murta (Myrtus communis) Noz-moscada (Myristica fragrans) Solução de limão A solução de Jieeryin	
Medicação intracanal - Casearia sylvestris Swartz Papaína Morinda citrifolia Tulsi (Ocimum Sanctum ou Ocimum tenuiflorum) Própolis	
Azadirachta Indica (Neem) Alho (Allium sativum) Bardana grande (Arctium lappa) Gel de aloé vera Alcaçuz (Glycyrrhiza glabra) Cominhos (Cuminum cyminum) Óleo de rícino (Ricinus communis) Uncaria tomentosa (Unha de gato)	
Tratamento endodôntico	Óleo de laranja (Citrus sinensis) Óleo de eucalipto (Eucalyptus globulus) Óleo de limão

Selagem na obturação definitiva do canal radicular (incorporação de plantas medicinais nos cimentos de selagem do canal radicular)	Óleos essenciais de Butia capitata e de copaíba Bixa orellana, Mentha piperita e Tagetes minuta Uncaria tomentosa (Unha de gato)
Meios de preservação para dentes avulsionados após traumatismo	Água de coco Própolis Chá verde Aloé vera
Regeneração endodôntica	Morinda citrifolia Crisina Própolis Curcumina
Regeneração óssea	Acemannan Própolis

EFEITOS INDESEJÁVEIS E INTERACÇÕES MEDICAMENTOSAS

A literatura tem discutido uma variedade de ervas com potencial para utilização como alternativas inovadoras em endodontia, relatando reacções adversas e interações medicamentosas entre produtos à base de plantas e medicamentos convencionais. No entanto, é notável que poucas reacções adversas tenham sido relatadas no campo da medicina dentária à base de plantas.

Apesar dos vários efeitos terapêuticos relatados na endodontia, um estudo realizado por Ahangari et al. em 2013 destacou que a aplicação de 30% de própolis como medicação intracanal resultou em discromia dentária. [9]

Para além disso, esta coloração é irreversível e não foi removida apesar da remoção do produto do canal radicular (Ahangari et al. 2021). [11]

Além disso, o eugenol, habitualmente utilizado em medicina dentária pelas suas propriedades analgésicas e antibacterianas, demonstrou ter efeitos negativos nos tecidos moles da cavidade oral. O eugenol tem um efeito alergénico e pode induzir uma reação de hipersensibilidade retardada localizada. É também geralmente citotóxico em concentrações elevadas e tem um efeito nocivo nos fibroblastos e nas células semelhantes aos osteoblastos. Além disso, a literatura relata um caso de um doente particularmente sensível que desenvolveu um choque anafilático após pulpotomia com óxido de zinco eugenol. [124]

Do mesmo modo, o óleo da árvore do chá, o óleo de rícino e o extrato de Allium sativum podem causar dermatite de contacto alérgica (Khanna et al, 2000; Fritz et al, 2001). De facto, a terebintina (limoneno, alfa-pineno, felandreno), um componente essencial do óleo da árvore do chá, é potencialmente alergénica [36]. [36] Outros efeitos secundários relatados do óleo de rícino incluem náuseas, vómitos e cólicas, bem como um efeito laxante. Por outro lado, foi relatado que lavar os olhos com camomila (Matricaria chamomilla) pode induzir conjuntivite alérgica (Subiza et al, 1990). [37]

O gel de aloé vera tópico pode causar dermatite de contacto alérgica e aumentar a absorção de corticóides locais.

Por via oral, o Aloé vera tem propriedades laxantes e pode estar associado a dores abdominais. Interage igualmente com os antidiabéticos orais e a insulina, potenciando os seus efeitos, bem como com diuréticos ou laxantes como o sevoflurano ou a digoxina. [141] A camomila em combinação com aspirina ou varfarina aumenta o risco de hemorragia. Quando combinada com benzodiazepinas, provoca um aumento da sedação. [37,82]

O alho tomado por via oral pode causar irritação dos intestinos, ulceração da boca e halitose. Interage com anticoagulantes, aumentando o risco de hemorragia, e com medicamentos hipoglicémicos e hipotensores, amplificando os seus efeitos. [99,82] O óleo de laranja provoca irritação gastrointestinal quando tomado por via oral, enquanto o chá verde reduz a biodisponibilidade dos medicamentos anticancerígenos. [82] Além disso, foi relatado na literatura que o chá verde reduz o efeito anticoagulante da varfarina. Isto pode dever-se ao seu elevado teor de vitamina K [82]. [82] A literatura científica tem explorado várias aplicações potenciais das plantas na endodontia. No entanto, ainda há falta de estudos clínicos sobre a eficácia real destes produtos naturais em endodontia, a sua biocompatibilidade, os seus possíveis efeitos adversos e as suas possíveis interações com outros medicamentos.

CONCLUSÃO

Os resultados da literatura in vitro e in vivo têm demonstrado várias aplicações clínicas, nomeadamente como agentes de capeamento pulpar ou pulpotomia, irrigantes de canais radiculares, fármacos intracanais, meios de conservação para dentes permanentes avulsionados na sequência de traumatismos, solventes de guta percha durante o retratamento endodôntico, materiais de selagem durante a obturação dos canais radiculares e também como materiais que promovem a regeneração óssea e endodôntica.Graças à sua atividade antibacteriana, os produtos naturais mostraram a capacidade de erradicar biofilmes de bactérias envolvidas na infeção endodôntica, em particular E. faecalis, e mostraram uma atividade anti-inflamatória, antioxidante e regenerativa comparável a certos produtos convencionais. A diversidade de abordagens metodológicas nos estudos in vitro e in vivo publicados, tais como o método de preparação dos extractos de plantas, as concentrações dos extractos, a época de colheita e a origem botânica, bem como os diferentes métodos de análise dos dados, impossibilitam a elaboração de recomendações específicas para a utilização de produtos à base de plantas na prática clínica. Para além disso, os dados da literatura sobre possíveis efeitos secundários são limitados. Isto justifica a necessidade de estudos adicionais com um elevado nível de evidência científica, utilizando protocolos e técnicas actualizados para avaliar a biocompatibilidade, a eficácia, o risco de descoloração dos dentes com a utilização a longo prazo e as possíveis interações com outros produtos.Numerosos estudos destacaram as propriedades benéficas da fitoterapia em comparação com os produtos convencionais. No entanto, os dados clínicos são escassos, razão pela qual é tão importante aumentar os esforços de investigação e o financiamento de ensaios clínicos.

REFERÊNCIAS

1. **Abbasi M, Norouzifard A, Sharifi M.**
Eficácia antifúngica in vitro de diferentes irrigantes intracanais contra Candida Albicans.
J Iran Dent Assoc 2015;27(1):15-8.

2. **Abbaszadegan A, Gholami A, Ghahramani Y et al.** Atividade antimicrobiana e citotóxica do Cuminum Cyminum como medicamento intracanal em comparação com o gel de clorexidina.
Iran Endod J 2016;11(1):44-50.

3. **Abbaszadegan A, Gholami A, Mirhadi H, Saliminasab M, Kazemi A, Moein MR.** Atividade antimicrobiana e citotóxica do óleo essencial da planta Ferula gummosa em comparação com NaOCl e CHX: um estudo preliminar in vitro.
Restor Dent Endod 2015;40(1):50-7.

4. **Abbaszadegan A, Sahebi S, Gholami A et al.**
Efeitos antibacterianos dependentes do tempo dos óleos essenciais das plantas Aloe vera e Zataria multiflora em comparação com o hidróxido de cálcio em dentes infectados com Enterococcus faecalis.
J Investig Clin Dent 2016;7(1):93-101.

5. **Abdeltawab SS, Abu Haimed TS, Bahammam HA, Arab WT, Abou Neel EA, Bahammam LA.**
Biocompatibilidade e Ação Antibacteriana do Extrato de Salvadora persica como Medicamento Intracanal (Experiências In Vitro e Ex Vivo).
Materiais 2022;15(4):1-19.

6. **Adel M, Pourrousta P, Sharifi M, Javadi A, Falah-Abed P, Rahmani N.**
Efeito antimicrobiano do carvacrol e do hidróxido de cálcio contra Enterococcus Faecalis em diferentes camadas de dentina e em diferentes intervalos de tempo.
J Mazandaran Univ Med Sci 2016;26:35-43.

7. **Adnan S, Lone MM, Khan FR, Hussain SM, Nagi SE.**
Qual é o meio mais recomendado para o armazenamento e transporte de dentes avulsionados? Uma revisão sistemática.
Dent Traumatol 2018;34(2):59-70.

8. **Agrawal V, Kapoor S, Agrawal I.**
Revisão crítica sobre a eliminação de infecções dentárias endodônticas utilizando Produtos à base de plantas.
J Diet Suppl 2017;14(2):229-40.

9. **Ahangari Z, Ghassemi A, Shamszadeh S, Naseri M.**
Os efeitos da própolis na descoloração dos dentes.
J Dent School 2013; 31(1):33-41

10. **Ahangari Z, Mashhadiabbas F, Feli M, Jafari Z, Zadsirjan S.** Avaliação do tecido pulpar após capeamento direto da polpa com própolis versus hidróxido de cálcio: Um ensaio clínico.
J Dent School 2020;38(4):134-8.

11. **Ahangari Z, Naseri M, Banihashem S, Namjou S, Eftekhar L.** Efeito da Aplicação de Própolis na Terapia do Canal Radicular para Descontaminação; Descoloração Coronal Reversível ou Irreversível? J Dent Materials Tech 2021;10:102-7.

12. **Aini FN, Adiningrat A.**
Desafio na Biocompatibilidade da Própolis como Potencial Medicamento em Medicina Dentária: Uma Revisão da Literatura.
Adv Health Sci Res 2020;33 :237-47.

13. **Akhtar J, Siddique KM, Bi S, Mujeeb M.**
Uma revisão das investigações fitoquímicas e farmacológicas do miswak (Salvadora persica Linn).
J Pharm Bioallied Sci 2011;3(1):113-7.

14. **Al Moghazy HH, El Shafei JM, Abulezz EH, El Baz AA.**
O efeito da Morinda citrifolia em combinação com o agente quelante EDTA na fixação de células estaminais isoladas e diferenciadas da polpa dentária humana às paredes da dentina do canal radicular.
Ata Sci Dent Sci 2018;2:6-11.

15. **Alipour M, Fadakar S, Aghazadeh M et al.**
Síntese, caraterização e avaliação de material reparador endodôntico carregado com curcumina.
J Biochem Mol Toxicol 2021;35(9):1-9.

16. **Alipour M, Pouya B, Aghazadeh Z et al.**
Os efeitos antimicrobianos, antioxidantes e anti-inflamatórios de andaimes de policaprolactona/gelatina contendo crisina para
Fins endodônticos regenerativos.
Stem Cells Int. 2021;2021:1-11.

17. **Aljarbou F, Niazy AA, Lambarte RN et al.**
Eficácia do extrato de raiz de Salvadora persica como irrigante endodôntico - Uma avaliação in-vitro. J Herbal Med 2022;34.

18. **Almadi EM, Almohaimede AA.** Produtos naturais em endodontia. Saudi Med J 2018;39(2):124-30.

19. **Al-Qathami H, Al-Madi E.**
Comparação entre hipoclorito de sódio, própolis e soro fisiológico como irrigantes de canais radiculares: Um estudo piloto. Saudi Dent J 2003;15:1-5.

20. **Al-Sabawi NA, Al Sheikh Abdal A, Taha MY.**
A atividade antimicrobiana da solução de Salvadora persica (miswak- siwak) como irrigante do canal radicular (um estudo comparativo).
Univ Sharjah J Pure Appl Sci 2007;4(3):69-91.

21. **Ambareen Z, Chinappa A.**
Seja ecológico - Mantenha o canal radicular limpo!!!
Int J Dent Sci Res 2014;2(6B):21-5.

22. **Aminsobhani M, Razmi H, Hamidzadeh F, Rezaei Avval A.** Avaliação do efeito

antibacteriano do xileno, clorofórmio, eucaliptol e óleo de laranja no Enterococcus faecalis no retratamento não cirúrgico do canal radicular: Um estudo ex vivo.
Biomed Res Int 2022;2022:1-9.

23. **Anusuya V, Jena AK, Sharan J.**
Extractos de grainha de uva na terapia dentária. Em: Chauhan DN, Singh PR, Shah K, Chauhan NS, eds. Natural Oral Care in Dental Therapy. 1.ª ed. Hoboken, Nova Jersey, EUA: John Wiley & Sons, 2020:229-58.

24. **Arslan S, Ozbilge H, Kaya EG, Er O.**
Atividade antimicrobiana in vitro da própolis, BioPure MTAD, sódio hipoclorito e clorexidina em Enterococcus faecalis e Candida albicans.
Saudi Med J 2011;32(5):479-83.

25. **Awawdeh L, Al-Beitawi M, Hammad M.**
Eficácia da própolis e do hidróxido de cálcio como medicação intracanal de curta duração contra Enterococcus faecalis: um estudo laboratorial.
Aust Endod J 2009;35(2):52-8.

26. **Awawdeh L, Jamleh A, Al Beitawi M.**
O efeito antifúngico do irrigante endodôntico de própolis com três outros Soluções de Irrigação na Presença e Ausência de Smear Layer: Um Estudo In Vitro.
Iran Endod J 2018;13(2):234-9.

27. **Ayoub N, Badr N, Alghamdi S et al.**
A Eficácia do Extrato de Éter de Petróleo de Salavadora Persica (Siwak) Como Medicamento Intracanal Utilizado em Terapia Endodôntica: Um Estudo In Vitro.
Res Square 2021 [Pré-impressão]. DOI: https://doi.org/10.21203/rs.3.rs- 219563/v1

28. **Badakhsh S, Eskandarian T, Esmaeilpour T.**
A utilização do extrato de aloé vera como novo meio de armazenamento para o dente avulsionado
Iran J Med Sci 2014;39(4):327-32.

29. **Baranwal R, Duggi V, Avinash A, Dubey A, Pagaria S, Munot H.**
Própolis: Um Suplemento Inteligente para um Medicamento Intracanal.
Int J Clin Pediatr Dent 2017;10(4):324-9.

30. **Bardají DK, Reis EB, Medeiros TC, Lucarini R, Crotti AE, Martins CH.**
Atividade antibacteriana de óleos essenciais derivados de plantas disponíveis no mercado contra bactérias patogénicas orais.
Nat Product Res 2016;30(10):1178-81.

31. **Bazvand L, Aminozarbian MG, Farhad A, Noormohammadi H, Hasheminia SM, Mobasherizadeh S.**
Efeito antibacteriano de uma mistura de triantibióticos, gel de clorexidina e dois materiais naturais, Própolis e Aloé vera, contra Enterococcus faecalis: Um estudo ex vivo.
Dent Res J 2014;11(4):469-74.

32. **Bedier Messrs.**
Avaliação comparativa da atividade antibacteriana da canela

zylanicum (Canela verdadeira) e Azadirachta indica (Neem) versus medicação intracanal com hidróxido de cálcio contra Enterococcus faecalis em dentes pré-molares com raiz única: A Estudo aleatório in vitro.

Ata Sci Dent Sci 2020;11:1-9.

33. **Benetti F, Bueno CR.**

Fitoterapia em endodontia. In: Bueno CR, ed. Uso contemporâneo de extratos vegetais em odontologia: Evidências Científicas para a Fitoterapia e Etnofarmacologia.

New York: Nova Science Pub Inc; 2020: 1-39.

34. **Bharath MJ, Sahadev CK, Ramachandra PK, Rudranaik S, George J, Thomas A.**
Avaliação comparativa de quatro meios de transporte para manter a viabilidade celular no transporte de um dente avulsionado - Um estudo in vitro.
J Int Soc Prev Community Dent 2015;5(1):69-73.

35. **Bhardwaj A, Ballal S, Velmurugan N.**

Avaliação comparativa da atividade antimicrobiana de extractos naturais de Morinda citrifolia, papaína e aloé vera (todos em gel
), gel de clorexidina a 2% e hidróxido de cálcio, contra Enterococcus faecalis: Um estudo in vitro.
J Conserv Dent 2012;15(3):293-7.

36. **Bhargava KY, Aggarwal S, Kumar T, Bhargava S**.

Avaliação comparativa da eficácia de três anti-oxidantes versus NaOCl e EDTA: utilizados na irrigação do canal radicular na remoção da smear layer - estudo MEV.
Int J Pharm Sci 2015;7:366-71.

37. **Buggapati L.**

Ervas aromáticas em medicina dentária.

Int J Pharm Sci Invent 2016;5(6):7-12.

38. **Caldas NL, Prado MC, Carvalho NK, Senna PM, Silva EJ.** Citotoxicidade e propriedades antimicrobianas e físico-químicas de seladores incorporados com Uncaria tomentosa.
Braz Oral Res 2021;35:1-9.

39. **Carbajal Mejía JB.**

Efeitos antimicrobianos do hidróxido de cálcio, da clorexidina e da própolis sobre Enterococcus faecalis e Candida albicans.
J Investig Clin Dent 2014;5(3):194-200.

40. **Cecchin D, Soares Giaretta V, Granella Cadorin B, Albino Souza M, Vidal CMP, Paula Farina A.**
Efeito de novas soluções irrigantes endodônticas sintéticas e de origem natural nas propriedades mecânicas da dentina humana.
J Mater Sci Mater Med 2017;28(9):1-6.

41. **Chandrappa PM, Dupper A, Tripathi P, Arroju R, Sharma P, Sulochana K.**
Atividade antimicrobiana de medicamentos à base de plantas (extrato de tulsi, extrato de neem) e clorhexidina contra Enterococcus faecalis em Endodontia: Um estudo in vitro.
J Int Soc Prev Community Dent 2015;5:S89-92.

42. **Clément RP.**
As raízes da fitoterapia: entre a tradição e a modernidade (Parte 1).
Phytotherapie 2005;3(4):171-5.

43. **Dadresanfar B, Vatanpour M, Farahmand M, Taheri S, Mahaseni Aghdam HR.**
Estudo comparativo ex vivo do efeito de diferentes concentrações de extrato de chá verde e de dois irrigantes comuns em canais radiculares infectados com Enterococcus faecalis.
J Res Dent Maxillofac Sci 2019;4(2):32-6.

44. **Dioguardi M, Spirito F, Sovereto D, Ballini A, Alovisi M, Lo Muzio L.**
Aplicação dos extractos de Uncaria tomentosa em Endodontia e Medicina Oral: Scoping Review.
J Clin Med 2022;11(17):1-11.

45. **Divia AR, Nair MG, Varughese JM, Kurien S.**
Uma avaliação comparativa de Morinda citrifolia, polifenóis do chá verde e Triphala com hipoclorito de sódio a 5% como irrigante endodôntico contra Enterococcus faecalis: Um estudo in vitro.
Dent Res J 2018;15(2):117-22.

46. **Dos Santos DC, da Silva Barboza A, Schneider LR et al.** Propriedades antimicrobianas e físicas de cimentos endodônticos experimentais contendo extractos vegetais.
Sci Rep 2021;11(1):1-10.

47. **Dubey S.**
Eficácia antimicrobiana comparativa de alternativas à base de plantas (Emblica officinalis, Psidium guajava), MTAD e hipoclorito de sódio a 2,5% contra Enterococcus faecalis: Um estudo in vitro.
J Oral Biol Craniofac Res 2016;6(1):45-8.

48. **Ege B, Ege M..**
Aplicações terapêuticas dos fitofármacos em medicina dentária. Em: Chauhan DN, Shah K, eds. Phytopharmaceuticals: Potential Therapeutic Applications.
Hoboken, Nova Jersey: John Wiley & Sons ; 2021 :191-222.

49. **El-Tayeb MM, Abu-Seida AM, El Ashry SH, El-Hady SA.** Avaliação da atividade antibacteriana da própolis no potencial regenerativo de dentes permanentes imaturos necróticos em cães.
BMC Oral Health 2019;19(1):1-12.

50. **Farhad Mollashahi N, Bokaeian M, Farhad Mollashahi L, Afrougheh A.**
Eficácia antifúngica do extrato de chá verde contra o biofilme de Candida Albicans em substrato dentário.
J Dent 2015;12(8):592-8.

51. **Fiallos NM, Cecchin D, de Lima CO, Hirata R Jr, Silva EJN, Sassone LM.**
Eficácia antimicrobiana do extrato de grainha de uva contra o biofilme de Enterococcus faecalis: Uma análise por Microscopia Confocal de Varrimento a Laser.
Aust Endod J 2020;46(2):191-6.

52. **Garg P, Tyagi SP, Sinha DJ, Singh UP, Malik V, Maccune ER.** Comparison of antimicrobial efficacy of propolis, Morinda citrifolia, Azadirachta indica, triphala, green tea polyphenols and 5.25% sodium hypochlorite against Enterococcus fecalis biofilm. Saudi Endod J 2014;4(3):122-7.

53. **Garrido AD, de Cara SP, Marques MM, Sponchiado EC, Garcia Lda F, de Sousa-Neto MD.**
Avaliação da citotoxicidade de um cimento para canal radicular à base de óleo de copaíba em comparação com três cimentos comumente utilizados em endodontia.
Dent Res J 2015;12(2):121-6.

54. **Gayathri K, G.S P, Sajeev R, Sanguida A.**
Eficácia antimicrobiana do extrato de maracujá contra enterococcus faecalis - um estudo in vitro. Int J Sci Res 2020;9 :1-3.

55. **Ghasemi N, Behnezhad M, Asgharzadeh M, Zeinalzadeh E, Kafil HS.** Propriedades antibacterianas do aloé vera em medicamentos intracanais contra o biofilme de Enterococcus faecalis em diferentes fases de desenvolvimento.
Int J Dent2020; 2020:1-6.

56. **Ghasemi Y, Faridi P, Mehregan I, Mohagheghzadeh A** Frutos de Ferula gummosa: Um agente antimicrobiano aromático. Chem Nat Comp 2005;41:311-4.

57. **Ghonmode WN, Balsaraf OD, Tambe VH, Saujanya KP, Patil AK, Kakde DD.**
Comparação da eficiência antibacteriana de extractos de folhas de neem, extractos de grainhas de uva e hipoclorito de sódio a 3% contra E. feacalis - Um estudo in
estudo in vitro.
J Int Oral Health 2013;5(6):61-6.

58. **Gjertsen AW, Stothz KA, Neiva KG, Pileggi R.**
Efeito da própolis na proliferação e apoptose de fibroblastos do ligamento periodontal.
Oral Surg Oral Med Oral Pathol Oral Radiol Endod 2011;112(6):843-8.

59. **Gopikrishna V, Thomas T, Kandaswamy D.**
Análise quantitativa da água de coco: um novo meio de armazenamento para dentes avulsionados.
Oral Surg Oral Med Oral Pathol Oral Radiol Endod. 2008;105(2):e61-5.

60. **Gupta A, Duhan J, Sangwan P, Hans S, Goyal V.**
A eficácia de três extractos de plantas diferentes utilizados como irrigantes na remoção da smear layer: Um estudo de microscopia eletrónica de varrimento.
J Oral Health Community Dent 2015;9:16-22.

61. **Gupta A, Duhan J, Tewari S et al.**
Avaliação comparativa da eficácia antimicrobiana dos extractos das plantas Syzygium aromaticum, Ocimum sanctum e Cinnamomum zeylanicum contra Enterococcus faecalis: um estudo preliminar.
Int Endod J 2013;46(8):775-83.

62. **Gupta D, Kamat S, Hugar S, Nanjannawar G, Kulkarni R.**
Uma avaliação comparativa da eficácia antibacteriana de Thymus vulgaris, Salvadora persica, Acacia nilotica, Calendula arvensis e hipoclorito de sódio a 5% contra Enterococcus faecalis:

Um estudo in-vitro.
J Conserv Dent. 2020;23(1):97-101.

63. **Gupta-Wadhwa A, Wadhwa J, Duhan J.**
Avaliação comparativa da eficácia antimicrobiana de três irrigantes à base de plantas na redução das populações intracanal de E. faecalis: Um estudo in vitro.
J Clin Exp Dent 2016;8(3):e230-5.

64. **Hajlaoui H, Mighri H, Noumi E et al.**
Composição química e actividades biológicas do óleo essencial de Cuminum cyminum L. da Tunísia: uma elevada eficácia contra estirpes de Vibrio spp.
Food Chem Toxicol 2010;48(8-9):2186-92.

65. **Hashem SN, Fawzy MI, Mostafa MH.**
Estudo comparativo de alguns materiais naturais versus medicamentos tradicionais utilizados no tratamento pulpar de dentes decíduos.
Al-Azhar Dent J . 2019;6(1):25-30.

66. **Hegde M, Shetty S, Patil M, Patil A.**
Avaliação in vitro da atividade antimicrobiana do extrato aquoso de Curcuma longa contra agentes patogénicos endodônticos.
Int J Res Phytochem Pharmacol 2012;2:1-6.

67. **Herrera DR, Durand-Ramirez JE, Falcão A, Silva EJ, Santos EB, Gomes BP.**
Atividade antimicrobiana e substantividade de Uncaria tomentosa em dentina de canais radiculares infectados.
Braz Oral Res 2016;30(1):e61.

68. **Herrera DR, Tay LY, Rezende EC, Kozlowski Jr VA, Santos EB.** Atividade antimicrobiana in vitro do fitoterápico Uncaria tomentosa contra patógenos endodônticos.
J Oral Sci 2010;52:473-6.

69. **Hortense MM, Julien NJ, Emmanuel NN, Kattie AL.**
Atividade antioxidante de Aloe Schureenfurthii e manutenção da vitalidade das células periodontais de um dente permanente imaturo expulso. Ciências da Saúde Dis 2021;22 :71-6.

70. **Hotwani K, Baliga S, Sharma K.**
Fitodentística: utilização de plantas medicinais.
J Complement Integr Med 2014;11(4):233-51.

71. **Hugar SM, Kukreja P, Hugar SS, Gokhale N, Assudani H.** Avaliação Comparativa do Sucesso Clínico e Radiográfico do Formocresol, Própolis, Gel de Curcuma e Hidróxido de Cálcio em Molares Primários Pulpotomizados: Um Estudo Preliminar.
Int J Clin Pediatr Dent 2017;10(1):18-23.

72. **Hwang JY, Choi SC, Park JH, Kang SW.**
A utilização do extrato de chá verde como meio de armazenamento do dente avulsionado.
J Endod 2011;37(7):962-7.

73. **Jain G.**
Avaliação Comparativa da Eficácia Antimicrobiana do Extrato de Folha de Goiaba, Extrato de Asafetida e Hipoclorito de Sódio a 2,5% utilizados como Irrigante Endodôntico: Um

estudo in-vitro.
Grupo 2020;1 :117-25.

74. **Jain PA, Tejaswi S, Parinitha M, Shetty S, Ambikathanaya U.** Avaliação comparativa da atividade antibacteriana de Punica granatum, Acacia nilotica e Emblica officinalis contra Enterococcus faecalis e da sua capacidade de remoção da smear layer quando utilizadas como irrigantes endodônticos: Um estudo in-vitro.
Int J Res Rev. 2019;6(8):184-94.

75. **Jantarat J, Malhotra W, Sutimuntanakul S.**
Eficácia dos óleos de toranja, tangerina, lima e limão como solventes para amolecer a guta-percha em procedimentos de retratamento de canais radiculares.
J Investig Clin Dent 2013;4(1):60-3.

76. **Jayahari NK, Niranjan NT, Kanaparthy A.**
A eficácia do sumo de maracujá como irrigante endodôntico em comparação com a solução de hipoclorito de sódio: um estudo in vitro.
J Investig Clin Dent 2014;5(2):154-60.

77. **Jha S, Goel N, Dash BP, Sarangal H, Garg I, Namdev R.**
Atualização sobre os novos agentes de pulpotomia em dentes decíduos: Uma Revisão da Literatura.
J Pharm Bioallied Sci 2021;13:57-61.

78. **Jorite S.**
Fitoterapia, uma disciplina entre o passado e o futuro: do herbalismo às farmácias naturais [Tese].
Bordéus: U.F.R. des Sciences pharmaceutiques, 2015.

79. **Joy Sinha D, Garg P, Verma A, Malik V, Maccune ER, Vasudeva A.** Dentinal Tubule Disinfection with Propolis & Two Extracts of Azadirachta indica Against Candida albicans Biofilm Formed on Tooth Substrate.
Open Dent J 2015;9:369-74.

80. **Kamath U, Sheth H, Ramesh S, Singla K.**
Comparação da eficácia antibacteriana do óleo da árvore do chá com hipoclorito de sódio a 3% e clorexidina a 2% contra E. faecalis: Um estudo in vitro
estudo.

J Contemp dentistry 2013;3(3):117-20.

81. **Kandaswamy D, Venkateshbabu N, Gogulnath D, Kindo AJ.** Desinfeção dos túbulos dentinários com gel de clorexidina a 2%, própolis, sumo de morinda citrifolia, iodo povidona a 2% e hidróxido de cálcio. Int Endod J 2010;43(5):419-23.

82. **Khandelwal A, Ajitha P.**
Avaliação dos conhecimentos, atitudes e práticas dos dentistas de Chennai relativamente à utilização de medicamentos à base de plantas em endodontia.
Drug Invention Today 2018;10:3437-42.

83. **Kulkarni G, Podar R, Singh S et al .**
Avaliação comparativa da dissolução de uma nova Guta-percha revestida com resina, por três solventes naturalmente disponíveis.

Endodontologia 2016;28:143-7.

84. **Le Van C, Thi Thu HP, Sangvanich P, Chuenchompoonut V, Thunyakitpisal P.** Acemannan induz uma rápida cicatrização precoce de defeitos ósseos após cirurgia apical: Um seguimento de 12 meses de um estudo controlado e aleatório.
J Dent Sci 2020;15(3):302-9.

85. **Mahal NK, Singh N, Thomas AM, Kakkar N.**
Efeito de três meios de armazenamento diferentes na sobrevivência de células do ligamento periodontal utilizando o ensaio da colagenase-dispase.
Int Endod J 2013;46(4):365-70.

86. **Mahdi A, AL-Huwaizi HF, Abbas IS.**
Uma avaliação comparativa da atividade antimicrobiana do extrato etanólico de Cinnamomum zeylanicum e NaOCl contra agentes patogénicos orais e contra zaragatoas retiradas de dentes não vitais - Um estudo in vitro.
Int J Chemtech Res 2017;10 :39-47.

87. **Makarska-Białokoz M.**
História e significado da fitoterapia na história da humanidade.
Arch Phys Glob Res 2020; 24 (2): 17-22.

88. **Mandroli PS, Prabhakar AR, Bhat K, Krishnamurthy S, Bogar C.** An in vitro evaluation of cytotoxicity of curcumin against human periodontal ligament fibroblasts.
Ayu 2019;40(3):192-5.

89. **Manjunatha M, Kini A.**
Botânicos em endodontia: Uma revisão.
J Adv Cli Res Insights 2016;3:173-6.

90. **Marcoux E.**
Propriedades antibacterianas contra Enterococcus faecalis e segurança de quatro compostos naturais e nisina: um estudo in vitro [Tese]. Laval : Universidade Laval, 2019.

91. **Margono A, Angellina AN, Suprastiwi E.**
O efeito da solução de irrigação da extração de grainhas de uva na
limpeza da camada de esfregaço no terço apical da parede do canal radicular.
J Int Dent Med Res 2017;10(2):244-7.

92. **Martin MP, Pileggi R.**
Uma análise quantitativa da própolis: um novo e prometedor meio de armazenamento após avulsão.
Dent Traumatol 2004;20:85-9.

93. **Martos J, Bassotto AP, González-Rodríguez MP, Ferrer-Luque CM.** Eficácia de dissolução dos solventes óleo de eucalipto e laranja, xilol e clorofórmio em diferentes cimentos para canais radiculares.
Int Endod J 2011;44(11):1024-8.

94. **Matoug-Elwerfelli M, Nazzal H, Duggal M, El-Gendy R.** O que o futuro reserva à endodontia regenerativa: novos antimicrobianos e estratégias regenerativas.
Eur Cell Mater 2021;41:811-33.

95. **Mittal A, Tejaswi S, Mruthunjaya K, Shetty S, Ambikathanaya UK.** Comparação da atividade antibacteriana dos géis de hidróxido de cálcio, azadirachta indica (Neem), ocimum tenuiflorum (Tulsi) e punica granatum (Pomegranate) como medicamentos intracanais contra Enterococcus
faecalis: Um estudo in-vitro.
Pharmacog J 2021;13: 988-94.

96. **Mittal R, Rathee G, Tandan M.**
Avaliação da eficácia antimicrobiana de produtos à base de plantas disponíveis no mercado como irrigantes e medicamentos em endodontia primária
Infecções: Estudo In Vivo.
World J Dent 2021;11:488-93.

97. **Moezizadeh M, Javand F, Tabatabaei F.**
Efeitos de extractos de Salvadora persica na proliferação e viabilidade de células estaminais da polpa dentária humana.
J Conserv Dent 2015;18(4):315-20.

98. **Mohammad SG, Raheel SA, Baroudi K.**
Avaliação Histológica do Óleo de Allium sativum como um Novo Medicamento para o Tratamento Pulpar de Dentes Permanentes.
J Contemp Dent Pract 2015;16(2):85-90.

99. **Mohan S, Gurtu A, Singhal A, Vinayak V.**
Naturopatia e endodontia - uma abordagem sinérgica.
J Dent Sci Oral Rehabil 2012;1:27-9.

100. **Mookhtiar H, Hegde V, Shanmugasundaram S, Chopra MA, Kauser MN, Khan A.**
Irrigantes à base de plantas: A literataure Review Herbal Irrigants; A new Era in Endodontics: Revisão da Literatura.
Int J Dent Med Sci Res 2019;3:15-22.

101. **Mukunda DA.**
Eficácia do extrato de folhas de Psidium guajava em Streptococcus mutans e Enterococcus faecalis - um estudo in vitro.
J Med Sci Clin Res 2019;7 :752-8.

102. **Murray PE, Farber RM, Namerow KN, Kuttler S, Garcia-Godoy F.**
Avaliação da Morinda citrifolia como irrigante endodôntico.
J Endod 2008;34(1):66-70.

103. **Neelakantan P, Cheng CQ, Ravichandran V et al.** Photoactivation of curcumin and sodium hypochlorite to enhance antibiofilm efficacy in root canal dentin.
Photodiagnosis Photodyn Ther 2015;12(1):108-14.

104. **Nosrat A, Bolhari B, Sharifian MR, Aligholi M, Mortazavi MS.** O efeito do Carvacrol no Enterococcus faecalis como irrigante final. Iran Endod J 2009;4(3):96-100.

105. **Omar OM, Khattab NM, Khater DS.**
Óleo de Nigella sativa como medicamento pulpar para dentes pulpotomizados: uma avaliação histopatológica.

J Clin Pediatr Dent 2012;36(4):335-41.

106. **Ozan F, Polat ZA, Er K, Ozan U, Değer O.**
Efeito da própolis na sobrevivência das células do ligamento periodontal: novos meios de armazenamento para dentes avulsionados.
J Endod 2007;33(5):570-3.

107. **Pagliarin CM, Londero L, Felippe MC, Felippe WT, Danesi CC, Barletta FB.**
Caracterização dos tecidos após revascularização de dentes de cão imaturos utilizando diferentes pastas de desinfeção.
Braz Oral Res. 2016;30(1):1-10.

108. **Pandey S, Shekhar R, Paul R, Hans M, Garg A.**
Avaliação comparativa e eficácia de diferentes extractos de ervas antimicrobianas como irrigantes endodônticos contra Enterococcus faecalis e Candida albicans - Um estudo in-vitro.
University J Dent Sci. 2018;4:75-8.

109. **Parolia A, Kundabala M, Rao NN et al.**
Uma análise histológica comparativa da polpa humana após o capeamento pulpar direto com própolis, agregado de trióxido mineral e Dycal. Aust Dent J 2010;55(1):59-64.

110. **Pathak SD, Bansode PV, Wavdhane MB, Khedgikar SB, Pandey A.**
Fitoterapêutica e Endodontia - Uma Revisão.
J Med Dent Sci Res 2017;4:29-31.

111. **Pereira JV, Bergamo DC, Pereira JO, França Sde C, Pietro RC, Silva- Sousa YT.**
Atividade antimicrobiana dos constituintes da Arctium lappa contra microrganismos comumente encontrados em infecções endodônticas. Braz Dent J 2005;16(3):192-6.

112. **Pithon MM, Lacerda-Santos R, Oliveira GC, et al.**
Efeito de diferentes combinações de géis à base de papaína na dissolução do tecido pulpar.
Biosci J 2017;33 :1099-105.

113. **Prabhakar J, Senthilkumar M, Priya MS, Mahalakshmi K, Sehgal PK, Sukumaran VG.**
Avaliação da eficácia antimicrobiana de alternativas à base de plantas (Triphala e polifenóis do chá verde), MTAD e hipoclorito de sódio a 5%
contra o biofilme de Enterococcus faecalis formado em substrato dentário: um estudo in vitro.
J Endod 2010;36(1):83-6.

114. **Priyangha V, Kumar S, Ramesh S.**
Eficácia antibacteriana do extrato de folha de Psidium Guajava no estudo in vitro de E. feacalis.
Ann Med Health Sci Res 2021;11 :81-6.

115. **Purohit RN, Bhatt M, Purohit K, Acharya J, Kumar R, Garg R.** Avaliação clínica e radiológica do pó de curcuma como medicamento para pulpotomia em dentes decíduos: An in vivo Study.
Int J Clin Pediatr Dent 2017;10(1):37-40.

116. **Qi J, Gong M, Zhang R et al.**
Avaliação do efeito antibacteriano do óleo da árvore do chá sobre Enterococcus faecalis e

biofilme in vitro.
J Ethnopharmacol 2021;281:1-10.

117. **Rani A, Thakur S, Gupta S, Gauniyal P, Bhandari M, Gupta H.**
Avaliação comparativa da atividade antimicrobiana de diferentes extractos de ervas e do gluconato de clorexidina a 2% contra E. Faecalis e C.
Albicans: Um estudo in vitro.
Indian J Dent Sci 2015;7:20-3.

118. **Reddy JM, Sandhya R.**
Eficácia antimicrobiana do neem, do hidróxido de cálcio e da combinação de ambos como medicamento intracanal contra e. faecalis - um estudo in vitro. biotecnologia de células vegetais e biologia molecular.
Plant Cell Biotechnol Mol Biol 2020;21(25-26): 88-95.

119. **Rehman K, Khan FR, Aman N.**
Comparação do óleo de laranja e do clorofórmio como solventes de guta-percha no retratamento endodôntico.
J Contemp Dent Pract 2013;14(3):478-82.

120. **Reiznautt CM, Ribeiro JS, Kreps E et al.**
Desenvolvimento e propriedades de selantes endodônticos de resina com óleos naturais.
J Dent 2021;104:1-7.

121. **Sabir A, Tabbu CR, Agustiono P, Sosroseno W.**
Análise histológica da polpa dentária de ratos revestida com própolis.
J Oral Sci 2005;47(3):135-8.

122. **Saghiri MA, García-Godoy F, Asgar K, Lotfi M.**
O efeito do sumo de Morinda Citrifolia como irrigante endodôntico na smear layer e na microdureza da dentina do canal radicular.
Oral Sci Int 2013;10(2):53-7.

123. **Sahebi S, Khosravifar N, Sedighshamsi M, Motamedifar M.** Comparação do efeito antibacteriano do hipoclorito de sódio e das soluções de aloé vera como irrigantes dos canais radiculares em dentes humanos extraídos contaminados com enterococcus faecalis.
J Dent 2014; 15(1):39-43.

124. **Sarrami N, Pemberton MN, Thornhill MH, Theaker ED.**
Reacções adversas associadas à utilização do eugenol em medicina dentária.
Br Dent J 2002; 193(5):257-9.

125. **Seal M, Rishi R, Satish G, Divya KT, Talukdar P, Maniyar R.**
Panaceia à base de plantas: A necessidade de hoje na medicina dentária. J Int Soc Prev Community Dent 2016;6(2):105-9.

126. **Sebatni MA, Kumar AA.**
Eficácia de extractos de ervas utilizados como irrigantes endodônticos na remoção da smear layer: Um: estudo: in vitro.
Endodontologia 2017;29(1):35-8.

127. **Setty JV, Srinivasan I, Sathiesh RT, Kale M, Shetty VV, Venkatesh S.** Avaliação in

vitro do efeito antimicrobiano da Myristica fragrans em agentes patogénicos endodônticos comuns.
J Indian Soc Pedod Prev Dent 2020;38(2):145-51.

128. **Shabbir J, Najmi N, Zehra T ,Ali S, Khurshid Z, Zafar MS, Palma PJ.**
Medicamentos intracanal.
Biomateriais em Endodontia 2022: 5-81.

129. **Shabbir J, Qazi F, Farooqui W, Ahmed S, Zehra T, Khurshid Z.**
Efeito da própolis chinesa como medicação intracanal no tratamento pós-operatório...
Operative Endodontic Pain: A Double-Blind Randomized Controlled Trial.
Int J Environ Res Public Health 2020;17(2):1-10.

130. **Siddique R, Ranjan M, Jose J, Srivastav A, Rajakeerthi R, Kamath A.** Clinical Quantitative Antibacterial Potency of Garlic-Lemon Against Sodium Hypochlorite in Infected Root Canals: Um ensaio clínico duplamente cego, aleatório e controlado.
J Int Soc Prev Community Dent 2020;10(6):771-8.

131. **Silva FB, Almeida JM, Sousa SM.**
Medicamentos naturais em endodontia - um estudo comparativo da ação anti-inflamatória.
Braz Oral Res 2004; 18(2):174-9.

132. **Singh S, Das D.**
Maracujá: uma paixão extravagante para os dentistas.
Int J Pharm Sci Res 2013; 4(2):754-7.

133. **Sinha DJ, Sinha AA.**
Medicamentos naturais em medicina dentária.
Ayu 2014;35(2):113-8.

134. **Sinha DJ, Vasudeva A, Jaiswal N, Garg P, Tyagi SP, Singh J.** Antibacterial efficacy of Melaleuca alternifolia (Tea tree oil), Curcuma longa (Turmeric), 2% chlorhexidine, and 5% sodium hypochlorite against Enterococcus faecalis: Um estudo in vitro.
Saudi Endod J 2015;5:182-6.

135. **Sivakumar A, Ravi V, Prasad AS, Sivakumar JS.** Herbendodontia - Fitoterapia em endodontia: Uma revisão. Biomed Pharm J 2018;11:1073-82.

136. **Soligo LT, Lodi E, Farina AP, Souza MA, Vidal C, Cecchin D.** Eficácia antibacteriana de novas soluções irrigantes endodônticas sintéticas e naturais.
Braz Den J 2018;29(5):459-64.

137. **Songsiripradubboon S, Banlunara W, Sangvanich P, Trairatvorakul C, Thunyakitpisal P.** Análise clínica, radiográfica e histológica dos efeitos do acemannan utilizado no capeamento pulpar direto de dentes decíduos humanos: resultados a curto prazo.
Odontology 2016;104(3):329-37.

138. **Songsiripradubboon S, Kladkaew S, Trairatvorakul C et al.** Estimulação da regeneração da dentina através da utilização de Acemannan em dentes com inflamação da polpa induzida por lipopolissacáridos.
J Endod 2017;43(7):1097-103.

139. **Souza BD, Alves AM, Santos LG, Simões CM, Felippe WT, Felippe MC.**

Viabilidade dos fibroblastos após armazenamento a 20 °C em leite, solução salina equilibrada de Hank e água de coco.
Braz Dent J 2016;27(4):404-7.

140. **Sowjanyaa J, Thomas T, Chandana CS.**
Avaliação comparativa da eficácia da remoção da camada de esfregaço pelo ácido etilenodiaminotetracético, Triphala e camomila alemã como irrigantes - Um estudo de microscopia eletrónica de varrimento. J Adv Pharm Educ Res 2017;7(3) :267-71.

141. **Subramaniam T, Subramaniam A, Chowdhery A, Das S, Gill M.**
Versatilidade do aloé vera em medicina dentária - uma revisão.
J Dent Med Sci 2014; 13:98-102.

142. **Tafazoli Moghadam E, Yazdanian M, Alam M et al.**
Materiais bioactivos naturais actuais na regeneração óssea e dentária em medicina dentária: uma visão global.
J Materials Res Technol 2021;13:2078-114.

143. **Tewari RK, Kapoor B, Mishra SK, Kumar A.**
Papel das ervas aromáticas na endodontia.
J Oral Res Rev 2016;8(2):95-9.

144. **Tonea A, Badea M, Oana L, Sava S, Vodnar D.**
Atividade antibacteriana e antifúngica de medicamentos endodônticos intracanais.
Clujul Med 2017;90(3):344-7.

145. **Tyagi SP, Sinha DJ, Garg P, Singh UP, Mishra CC, Nagpal R.** Comparação da eficácia antimicrobiana da própolis, Morinda citrifolia, Azadirachta indica (Neem) e hipoclorito de sódio a 5% no biofilme de Candida albicans formado no substrato dentário: Um estudo in-vitro.
J Conserv Dent 2013;16(6):532-5.

146. **Venkataram V, Gokhale ST, Kenchappa M, Nagarajappa R.**
Eficácia dos irrigantes camomila (Matricaria recutita L.), MTAD e hipoclorito de sódio na smear layer.
Eur Arch Paediatr Dent 2013;14:247-52.

147. **Venkateshbabu N, Anand S, Abarajithan M, Sheriff SO, Jacob PS, Sonia N.**
Opções terapêuticas naturais em endodontia - uma revisão.
Open Dent J 2016;10:214-26.

148. **Vishwanath V, Rao HM.**
Gutta-percha em endodontia - Uma revisão abrangente da ciência dos materiais.
J Conserv Dent 2019; 22(3):216-22.

149. **Vu NB, Chuenchompoonut V, Jansisyanont P, Sangvanich P, Pham TH, Thunyakitpisal P.**
Cicatrização de alvéolos dentários induzida por acemannan: Um estudo controlado e aleatório de 12 meses.
J Dent Sci 2021; 16(2):643-53.

150. **Vu TT, Nguyen MT, Sangvanich P, Nguyen QN, Thunyakitpisal P.**

Acemannan utilizado como um biomaterial implantável para a terapia da polpa vital de dentes permanentes imaturos induzida pela formação contínua da raiz.
Farmacêutica 2020;12(7):1-15.

151. **Widjiastuti I, Saraswati W, Rahma A.**
O Papel da Própolis na Dor Pulpar através da Inibição da Expressão da Ciclooxigenase-2.
Conserv Dent J 2021; 11(1):11-8.

152. **Więckiewicz W, Miernik M, Więckiewicz M, Morawiec T.**
O própolis ajuda a manter a saúde oral?
Evid Based Complement Alternat Med 2013;2013:1-8.

153. **Winarni Y, Haslinda R, Aspalilah A.**
Miswak: O dispositivo subutilizado e os desafios futuros.
J Dent Oral Hyg 2019;11(2):6-11.

154. **Xue W, Yu J, Chen W.**
Plantas e os seus constituintes bioactivos na regeneração periodontal baseada em células estaminais mesenquimais: Uma nova perspetiva.
Biomed Res Int 2018;2018:173-6.

155. **Yuanita T, Zubaidah N, Kunarti S.**
Expressão da Osteoprotegrina e Nível de Osteoclastos na Periodontite Apical Crónica Induzida com Extrato de Própolis de Java Oriental.
Iran Endod J 2018;13(1):42-6.

156. **Zohery AA, Meshri SM, Madi MI, Abd El Rehim SS, Nour ZM**. Própolis egípcia comparada com enxerto de nanohidroxiapatita no tratamento de defeitos de furca de Classe II em cães.
J Periodontol 2018; 89:1340-50.

157. **Zulhendri F, Felitti R, Fearnley J, Ravalia M.**
O uso da própolis em odontologia, saúde oral e medicina: Uma revisão.
J Oral Biosci 2021;63(1):23-34.

Referências na Internet

158. **As dicas da avó.**
Remédios naturais, dicas e receitas [Online].
[Acedido em 28/04/2023], disponível a partir do URL: https://astucesdegrandmere.net/mal-de-dents-remedes-calmer- pain

159. **Creapharma.**
Flores de tomilho [Em linha].
[Acedido em 28/04/2023], disponível a partir do URL:
https://www.creapharma.ch/thym.htm

160. **Devaux G.**
7 benefícios cientificamente comprovados da hortelã-pimenta [Em linha]. [Acedido em

28/04/2023], disponível a partir do URL: https://www.auparadisduthe.com/blog/bienfaits-menthe-poivree/

161. **Doctissimo**.

Tulsi (Ocimum tenuiflorum ou Ocinum sanctum) [Em linha]. [Acedido em 28/04/2023], disponível a partir do URL: https://www.doctissimo.fr/medecines-douces/medecine-ayurvedique/principales-plantes-ayurvediques/tulsi-ocimum- tenuiflorum

162. **Ecosostenibile**.

Bixa orellana: Sistemática, Etimologia, Habitat, Cultivo [Online]. [Acedido em 28/04/2023], disponível a partir do URL: https://antropocene.it/en/2023/01/10/bixa-orellana-2/

163. **Emci.**

Óleo essencial de Tagetes (Tagetes minuta) [Em linha]. [Acedido em 28/04/2023], disponível em URL: https://www.huileessentielle-bio.com/huile-essentielle-tagete- tagetes-minuta/

164. **Freepik**

Citron [em linha].

[Acedido em 28/04/2023], disponível a partir do URL:

https://fr.freepik.com/photos/citron-jaune

165. **Inventário Nacional do Património Natural (INPN).**

Casearia sylvestris Sw [Online].

[Acedido em 28/04/2023], disponível a partir do URL:

https://inpn.mnhn.fr/espece/cd_nom/629277

166. **Jardinagem**.

Flores de camomila alemã [Em linha].

[Acedido em 28/04/2023], disponível a partir do URL:

https://jardinage.lemonde.fr/dossier-1785-matricaire-matricaria recutita.html

167. **Jardinagem.**

Frutos e folhas de Neem [Online].

[Acedido em 28/04/2023], disponível no endereço URL: https://jardinage.lemonde.fr/dossier-3579-neem margousier-tres- ancien-remede-ayurvedique.html

168. **Lecourrier.**

Myrtle [Online].

[Acedido em 28/04/2023], disponível a partir do URL:

https://lecourrier.vn/le-myrte/473356.html

169. **Lefaso**.

Acacia Nilotica [Online].

[Acedido em 28/04/2023], disponível a partir do URL: https://lefaso.net/spip.php?article48128

170. **Registos**.

Folhas de canela [Em linha].

[Acedido em 28/04/2023], disponível a partir do URL:

https://www.logees.com/cinnamon-cinnamomum zeylanicum.html

171. **Marqueverte**.

Folhas de Aloé vera [Em linha].
[Acedido em 28/04/2023], disponível a partir do URL:
https://www.marqueverte.com/blog/aloe-vera-une-plante-medicinale- aux-multiples vertus-en-cosmetique-n529

172. **Loja Nutrilife.**
A papaína: Une acide précieuse " fructueuse " [Em linha]. [Acedido em 28/04/2023], disponível a partir do URL: https://blog.nutrilifeshop.com/la-papaine/

173. **Olfastory**.
Parfum Noix de muscade, A noz-moscada na perfumaria [Em linha]. [Acedido em 28/04/2023], disponível a partir do URL: https://www.olfastory.com/matiere/noix-de-muscade

174. **Passaporte**.
Curcuma : frais ou moulu, toutes les vertus de cet épice [Em linha]. [Acedido em 28/04/2023], disponível a partir do URL:
https://www.passeportsante.net/fr/Nutrition/EncyclopedieAliments/Fiche.aspx?doc=curcuma_nu

175. **Pinterest**.
Maracujá [Em linha].
[Acedido em 28/04/2023], disponível a partir do URL:
https://www.pinterest.fr/pin/590394451039912O4/4

176. **As plantas e a saúde.**
Cominho preto contra a covid-19 [Online].
[Acedido em 28/04/2023], disponível a partir do URL: https://www.plantes-et-sante.fr/articles/phytotherapie/3965-covid-19- la-nigelle-a-raison-de-faire-parler-delle

177. **Proteínas**.
administrador. Extrato de grainha de uva [Online].
[Acedido em 28/04/2023], disponível a partir do URL: https://proteines-vegetales.fr/extrait-de-pepins-de-raisin/

178. **Ciências da Saúde.**
Camellia sinensis : Análise das suas propriedades e virtudes para a saúde [Em linha].
[Acedido em 28/04/2023], disponível a partir do URL:
https://www.santescience.fr/camellia-sinensis/

179. **Todos os artigos.**
Mapa do guia do sumo de noni [Em linha].
[Acedido em 28/04/2023], disponível a partir do URL: https://www.jus- de-noni.net/site-plan/

180. **Wikipédia**.
Carvacrol [Online].
[Acedido em 28/04/2023], disponível a partir do URL:
https://fr.wikipedia.org/w/index.php?title=Carvacrol&oldid=200010 127

181. **Wikipédia**.
Copaifera [Online].
[Acedido em 28/04/2023], disponível a partir do URL:

https://fr.wikipedia.org/w/index.php?title=Copaifera&oldid=203052 960
182. **Wikipédia.**
Cominhos [Internet]. 2022 [citado 6 de maio de 2023]. Disponível em:
https://fr.wikipedia.org/w/index.php?title=Cumin&oldid=196526811
183. **Wikipédia**.
Virola de goma [Em linha].
[Acedido em 28/04/2023], disponível a partir do URL:
https://fr.wikipedia.org/w/index.php?title=F%C3%A9rule_gommeus e&oldid=184387320
184. **Wikipédia**.
Bardana grande [Em linha].
[Acedido em 28/04/2023], disponível a partir do URL:
https://fr.wikipedia.org/w/index.php?title=Grande_bardane&oldid=2 00753527
185. **Wikipédia**.
Óleo de rícino [Online].
[Acedido em 28/04/2023], disponível a partir do URL:
https://fr.wikipedia.org/w/index.php?title=Huile_de_ricin&oldid=203 789920
186. **Wikipédia**.
Própolis [Online].
[Acedido em 28/04/2023], disponível a partir do URL:
https://fr.wikipedia.org/w/index.php?title=Propolis&oldid=203786904
187. **Wikipédia**.
Psidium guajava [Online].
[Acedido em 28/04/2023], disponível a partir do URL:
https://en.wikipedia.org/w/index.php?title=Psidium_guajava&oldid= 1145378948
188. **Wikipédia**.
Definir [Online].
[Acedido em 28/04/2023], disponível a partir do URL:
https://fr.wikipedia.org/w/index.php?title=R%C3%A9glisse&oldid=2 02790190

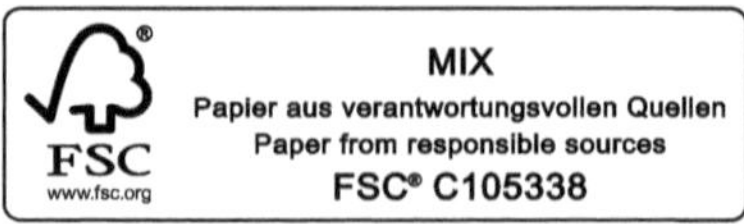

Printed by Books on Demand GmbH, Norderstedt / Germany